いのちの協同

医療生協かわち野の挑戦

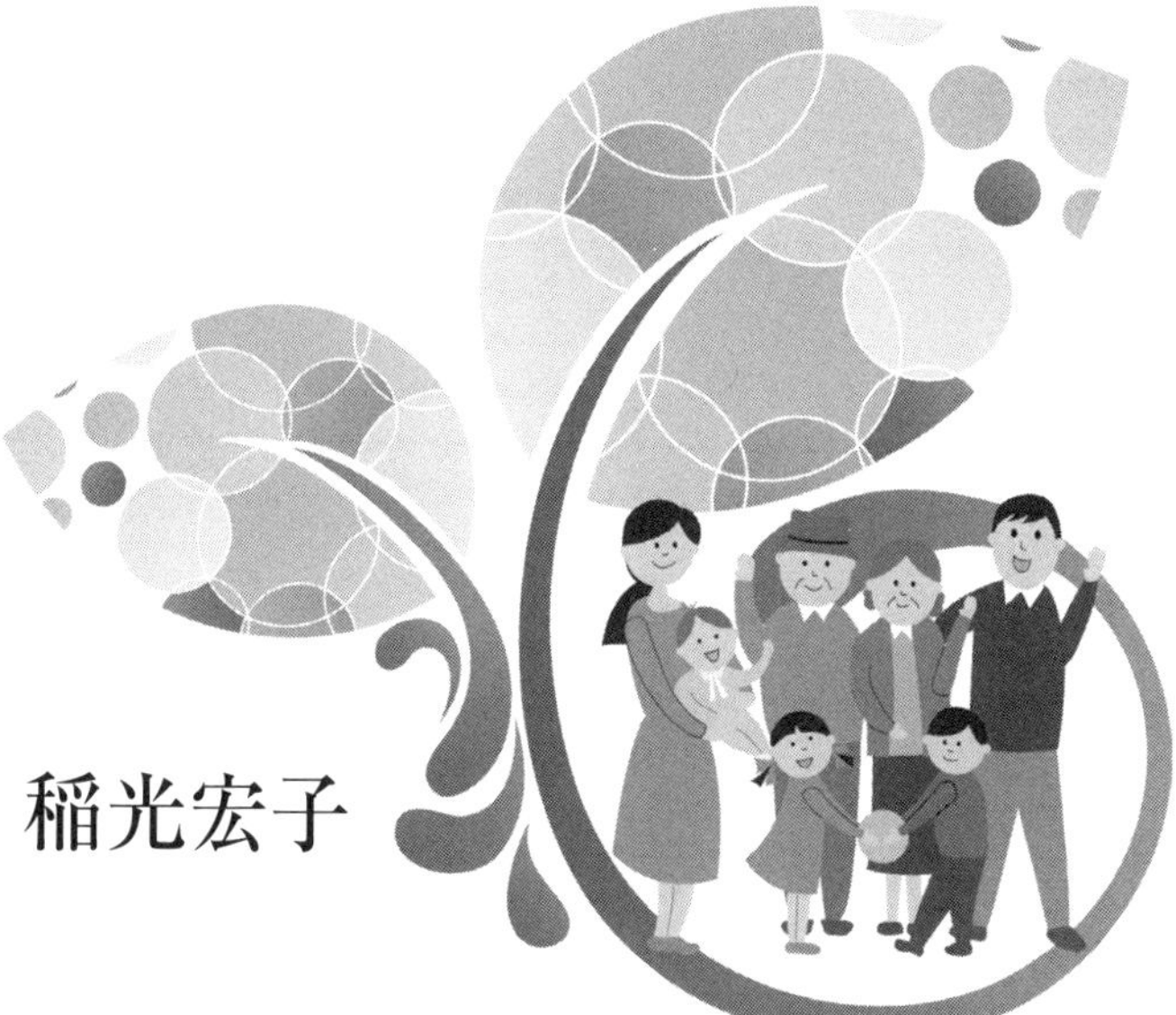

稲光宏子

新日本出版社

目次

はじめに

ＷＨＯ（世界保健機関）は、「高齢化社会は、人類が到達した歴史的勝利である」と高々と宣言している。しかし、一人ひとりの高齢者はこの勝利を謳歌できずに、生きづらさを抱えて暮らしている。

年金だけでは食べていけず、爪に火を点《とも》すように生活しながら仕事を探し、貧しさとたたかう人たちが街にあふれている。長年持ちこたえた体はあちこちガタが来ても、医療費を考えるとおいそれと医者行きもならず、躊躇《ちゅうちょ》してがまんする。

親の面倒をみる年齢の子どもたちは、自分の生活を守ることと子育てに追われて、精一杯《せいいっぱい》だ。親も子どもも、孫も、みんな我慢して、生きづらい。

一九七〇年代、「高齢者医療の無料化」が実現して医療費の心配が消え、ほっとしたのも束の間で、八〇年代になると、老人医療の有料化や健康保険本人の一割負担が始まった。入院となると多額の差額ベッド料がのしかかり、庶民にとっては正に「冬の時代」の到来となった。

そして今、いざ自分があの頃の親の年代になってみると、国や行政による高齢者医療への人間的・文化的な施策はすっかり消えてなくなっていた。

一部の大金持ちはいざ知らず、多くの庶民は、高い介護保険料や国民健康保険料の支払いに悩まされ追われている。

それだけに、健康に対する願いと要求は一層切実だ。

年月を経て酷使した自分の身体を知ってなお、はつらつと自分らしく生きたいと誰もが願っている。高齢者が病気の連鎖の挙句、ついにいのちの灯が消えるのではなく、かなうことなら、できるだけ元気であり続けていのちを全《まっと》うしたいと望んでいる。

同時に、現実の重みに耐えかねた逃避型の処世術も蔓延《まんえん》していて世相に反映する。

だからこそ、健康づくりの応援をしてくれる人に出会いたい。


あなたは、自分のいのちときちんと向き合って生きていますか？　自分の身体の健康と病気の具合と状況を知って、自分のいのちをどう全うするか、最後まで自分らしく生きる方法を考えたことがありますか――こうした問いを心のなかで自問はしても、現実との矛盾が大きくて、本音を人には話せない。

人びとは、自分が「元気である」という確認をデータで知る「健診」が必要だとはわかっている。しかし、「医者に行くのは病気のときだけ」という物差しから離れられない。健診結果で知りたくない「病気」が潜《ひそ》んでいる現実を突き付けられでもしたらと怯《おび》え、これ以上、苦労の種を増やしたくないという気持ちがある。

ひそかに、任せて安心、助けてくれそうな名医はきっといると思っている。だから、いざという時は「何とかしてほしい」と、丸ごと希望を託し、医師に体を預けてお任せしたいという、現実離れした願望も捨てきれない。

そういう思いが現実を覆い隠すかのように、渦巻いているのが日常だ。

こんななかで、大阪府の東部、「中河内《なかかわち》」と呼ばれる東大阪市・八尾《やお》市・柏原《かしわら》市にまたがる地域で、「健診を受けましょう」という呼びかけを大々的におこなっているところがある。医療生協だ。組合員のための「半日人間ドック」を六〇歳以上の利用料は無料という思い切った措置でうちだし、地域に根ざした健康づくりを提唱、実践している人たちがいるから驚きだ。

その名は、医療生協かわち野生活協同組合（二〇〇四年、東大阪医療生活協同組合から改称。以下、「医療生協かわち野」）。この生協、「半日ドック」を地域ぐるみで実施することにより、病院や診療所が地域医療だけでなく、健康増進センターとしての役割を果たしていく取り組みを重ねて三〇年たった。

この取り組み、健康寿命の延伸と、地域のなかの健康格差をなくすという大きな目標をめざす、日常変革の壮大な実験ともいえる。

同時に、「すべての人間が有する健康になる権利を実現する」という健康主権論の理念に基づき、住民が医療活動に主体的にかかわろうという、ヨーロッパではすでに定着しているが、日本ではまだ少数派の珍しい活動でもある。


それだけに、「いったい何をやるの?」「健診を受けただけで、何が始まるの?」と、いぶかる人たちも多かろう。

医療生協かわち野が創設以来実践してきた四五年の歳月は、決して平坦《へいたん》な道ではなかった。しかし、その道をこの人たちは厭《いと》わなかった。地域の住民と医療従事者、各方面の専門家、地域の福祉と保健予防に携わる関係者が尊重しあい連携しあうことで、住民一人ひとりを大切にし、地域が血の通った人間らしいまちになることを目指した。

暮らしのなかでの医療や健康の問題は、「建前や政府の方針」だけでは解決しない。福祉切り捨てと医療費増大の昨今、制度に代表される「建前」と生活実態を反映する「本音」の間には、大きな矛盾と乖離《かいり》があるのだ。

それらを見渡す限りでは、高齢化社会の展望など見いだしづらいことを、みんな知っている。このままでよいはずがない。

そこで、「医療生協かわち野」が歩んだ、今の時代を生きる庶民の「健康づくり」の実体の蓄積と足どりを探りたい。

身近な現実から歩みを始める、日常のあたりまえさのなかに、心に温かいほのかな灯がともる、〝その灯よ、二一世紀のなかでいのちと健康を育む土台として大きくなれ〟ということを願ってのルポルタージュである。

（1）プロローグ

暮れも押し詰まった二〇一五年一二月二七日、日曜日、午前九時。

本来なら「休診」であるはずの病院を訪ねる。

住宅街が迫る「近鉄長瀬」の駅近く、真新しい五階建ての東大阪生協病院だ。入口を入ると、外来診療は休診ではあるが、明々《あかあか》と活気に満ちていた。

左側の一角に、一般的な病院外来玄関とは少し違った様相で、「健康診断」と大きく書かれた矢印があった。平日なら、一般外来の人が行き交う広い待合につながる廊下に「健康診断受付」と書かれた長机が張り出され、しつらえられているのだが、この日は違った。

ひときわ目立つベビーピンクの華やかなエプロンをかけた女性が二、三人、「ドックを受けに来られた人はこちらです……」と立ち振る舞いもきびきびと案内している。

「取材です」と前置きして健診の場所に誘導されながら、はっと驚き、絶句した。華やかな色合いのエプロン掛けのその人たちは、なんと八〇歳は優に超えたと思われる女性もいるではないか。

一瞬、何か申しわけないような気後《きおく》れがしたが、その女性はそんな危惧《きぐ》を吹き飛ばす勢いだ。一緒にいる比較的若い七〇歳代と思われる女性も、「半日ドックの取材ですか、お疲れ様。健診の検査・診断項目はたくさんあるので、その特徴をしっかりとらえてくださいね。頑張ってね」といった。圧倒された。

受付に立っている男性三人は、明るいブルーのエプロン掛けだ。

ともに七〇歳代、中には後半かと思われる男性が、検便、検尿の容器を受け取り、名前と顔を確認して、受診者に微笑《ほほえ》みかけた。次の瞬間、はっきりと聞き取りやすい口調で、問診を受ける際の必要書類を忘れずに持ってきているか確認し、揃《そろ》えるように説明している。

ドックのメニューは、問診、身長・体重測定、腹囲測定、血圧測定、尿検査、血液検査、内科診察（以上が特定健康診査）。加えて、心電図検査、腹部超音波検査、肺がん結核検診、胃がん検診、大腸がん検診、乳がん検診、子宮がん検診と、かなりのボリュームだ。一般的な人間ドックとまったく遜色《そんしょく》のない内容である。

もちろん、オプションメニュー（有料）も豊富だ。

受付を通過して案内された部屋に入ってみると、ドック用のしつらえが整っていた。外来の診療の傍《かたわ》ら、健診もやっているという風情《ふぜい》ではない。広い大きなドック専用の部屋は、すでに五〇人以上の人が検査に来てざわめいていた。

その熱気のなか、ブルーのエプロンの男性が、手際よく呼び込んで健診に来た人たちの手荷物を預り、管理している。手荷物は散逸しないように番号札とヒモがかけられて、整然と並べられていく。

何が驚いたかといって、この大規模な一〇〇人にも及ぶ「半日ドック」の健診で、ピンクとブルーのエプロンが目印の「健診ボランティア」一五人の活躍ほど、新鮮だったものはない。

しかも、全員が高齢者であった。

もちろん、システムとしては、責任を伴う主な聞き取りや書類の扱いは病院事務職員がおこなっている。実際の測定・検査も、看護師や検査技師、レントゲン技師など、それぞれの専門職が、診察と婦人科検診は医師の担当となる。

そのなかで、ボランティアが受診者のかゆいところに手がとどくように、その間を縫《ぬ》うように、役割を果たしているのだ。

さらに、便や尿検査容器の受け取り、「荷物預り」「着替え補充」「フロア案内」「診察・各検診の案内整理」など、簡単な業務をボランティアがこなす。

若いころに助産師や、看護師、教師といった専門職だけでなく、姑《しゅうとめ》の介護を七年間やったという主婦や、バスガイドだったという人もいて、男性も様々な職種を卒業して今は「健診のお手伝い」をしているという。

元助産師のピンクのエプロンの女性は、なんと昭和四年生まれだという。八六歳になる。

「支部の運営委員ではないんですけど、支部の方から声をかけてもらって、もう六年ほどボランティアをしています」

さすがに元助産師だけあって、実に手際が良く、利用者への言葉かけは温かい。

尿と便の容器を受け取っていた男性のボランティアは、自身の体験をこう語る。

「六八歳で初めて『ドック』を受け、七〇歳を超えてから、胃がんがみつかって手術をしました。大事に至るような病気にならない手は、毎年『ドック』を受けることだと、身をもって確信しました。もう七五歳になりますが、マラソン大会に出たりしています」

手術の後で、「保健大学」に参加し、保健委員の資格を取って、このお手伝いをしているのだという。

医療生協かわち野では、保健活動のボランティアや、健康づくり運動をおこなう際に、ここでは組合員を対象に連続講座をしている。医師をはじめ、専門職が講師となって講義をおこなう、一日二時間の五日間コースである。これを「保健大学」という。卒業するには、一単位の欠席も認められないらしい。

「保健大学で資格を取って……」と、どの人も、当然のように強調する。「資格を取って」と表現されることに注目した。勉強してボランティアにつなげていることを、少し誇らしそうに表現する人たちである。

「保健大学を卒業したら保健委員になって、まずは日曜ドックや出張健診、健康チェックのお手伝いから始めます。多くの人は、健診のお手伝いだけでなく、いろいろとボランティアの種類を増やしていきます。私もそうです」

高齢者が誇りをもってボランティアの仕事に携わることが、こんなにも人を輝かせるのか。健康を気遣《きづか》うことを大切にするということと、ボランティアで自分が輝くということを、生きがいとして一緒に生活に取り込んでいる。

身の回りの同年齢の人をいく人か思い浮かべてみるに、体のあちこちに故障が出てきて戸惑い、病気や生活上の悩みに疲弊《ひへい》して、自分を閉ざしている。あまりの表情の違いに愕然《がくぜん》とする。

「自分が元気になるために動いたら、人のためにもなる」

「ボランティアは健康のバロメーター、頭の体操や」と、ニコッといたずらっ子のように笑った。

「六時半からここにきて、まずボランティアに来る人のお茶を用意して出すのが私の朝一番の仕事です」と楽しそうに語る。この姿勢を、前を向いて生きているといえばいいのだろうか。

ボランティアとして立ち働く人の中には、健康状態が必ずしも万全という人ばかりではないらしい。「ドックを一八回受けてきて、昨年（二〇一四年）、七八歳で乳がんがみつかり手術をした」という人もいた。「私は早期がんでよかった」と言って、地域の人に「ドック」の利用を勧めているのだという。

そんな身近な病気の話や身の上話も、受診者と気軽にかわしている。

「ドック」を受ける人はというと、多くの検査項目をこなしていかなければならないが、次の健診に見通しをもって準備をするために優しく声掛けをしてくれる「エプロン掛けのボランティア」に安心しきっている。「エプロンさん」に寄り添われながら順路を進めていく。

検査がどこかで大きく停滞するというようなことはない。

時間のかかる腹部エコーやX線撮影検査などのコーナーでは、案内する人が実にきめ細かい。あらかじめ受診者に順序立ててどうすれば良いかを伝えていく。しかも事務的な感じがない。言葉の響きに近所づきあい的な温もりがある。

各担当技師もチームとして連携しておこなっているので、スムーズに進むように態勢がとられている。いくつかの「健診」を思い起こしても、こんなに要領がよかった経験がない。職員の間でも、検査をこなすための相当の準備や段取りの蓄積があるに違いない。

言葉遣い一つにも、無駄のなさで示されるわかりやすさがある。利用者にとっては、この一言ひとことで不安がやわらぎ、待たされ感が緩和される。この接客態度——そう、接客なのだ。〝診てやっている〟という「上から目線」はひとかけらもない。そこに心底、「生協病院は、健診を大切にしている」という思いが滲《にじ》んでいる。

この工夫の数々は「ドック」受診者に十分伝わり、扱いの不十分さでイラつくことは、まったくなさそうだ。

何よりも、雰囲気が明るい。

この親しみやすい雰囲気はどこからくるのか？　それは、行きとどいた気遣《きづか》いを身の丈《たけ》どおりに取り組んでいるボランティアの人たちだった。この雰囲気のなかに身を置くだけで、だんだんわかってくる。

この人たちには、「お手伝いをしているつもりが、足手まといに感じる」「作業が何もかも、ゆっくり」「周りの雰囲気が読めないで、自分の思う通りにだけ作業を進める」といった感じが、まったくないのだ。

一五人の男女は、経歴も個性も様々だが、それぞれが無理をせず親しみやすく、場合によっては、ほんの少し「おせっかい」さが、ほの見える。とは言え、各人各様の一生懸命さがほほえましい。

なぜだろう。

ピンクとブルーの「エプロンさん」の姿に、不思議な感動がわいてくる。

「人間ドック」という身体の検査そのものは、健康を維持するため、病気の早期発見の大事な取り組みではあるが、そこに身を置くことは楽しくも面白くもないはずだ。検査項目によっては不快感さえ克服しながら潜《くぐ》り抜ける、孤独な、砂をかむような時間だと思っていた。そこに人が寄り添ってくれる必要など、考えたこともない。多くの人はそう感じているのではないだろうか。

ところが、この「人間ドック」の現場での、ふと心が熱くなるという感情体験は、これまでは考えることもできなかったカルチャーショックだった。

生協運動で求められるのは、「ソーシャルキャピタル＝人と人との厚いつながり」だという。いまだ日本では一般的にはあまりなじみがない言葉だが、この生協では基本的な「哲学」だ。しかし、普通、多くの病院などを訪ねても、そういうことは求められていない。いわば「感情移入なしの無機質」が当たり前。「検査をしてもらって、それに代価を払う」だけに終わっている。医療も金勘定ということに私たちは、慣らされてしまっているのだろうか。かかわりの面倒さばかりが気になり、何が人間らしいのかもそぎ落としてしまったエゴ、あるいは個人主義の行き着く果てまでできているのかもしれない。

しかし、もともと人間は一人では生きられない。

いのちの原点を問う医療や保健なればこそ、人とのかかわりやつながり、その強さ、濃さ、きめの細やかさは、もっと求められるべきというのが、医療生協かわち野の「哲学」＝「ソーシャルキャピタル」なのだ。

ここではそもそもが、〝健康のために「人間ドック」を受けようよ！〟と、誘いかけるところから、かかわりが始まっている。

「人間ドック」に誘われた人が、まずやってくる。「来てよかったね」と温かく迎える。ドックを受ける人は、健康にかかわる様々な心配事や受診時の不安を持っている。そこを見抜いて、取り除く「寄り添い」がある――！

こんなユニークな、親しさに満ちた「半日ドック」の姿が、今の時代にあったのだ。

ソーシャルキャピタル、それを築いている証《あかし》だろうか。

東大阪生協病院では毎月二回、「日曜ドック」が実施されている。

この「日曜ドック」は、医療生協かわち野の四つのすべての診療所でも実施され、二〇一五年度は、のべ実施回数が年間七四回に及んだ。しかも、正規の職員や専門職だけの「日曜出勤」で業務をおこなうのではなく、二六〇名のボランティアがサポートするという組合員参加型で、この「日曜ドック」を三〇年間続けたのだ。

二番目に驚いたのは、利用料金の設定に対する考え方。

「半日人間ドック」の利用は、生協の組合員に限られるが、各事業所が存在する地域の市民であれば六〇歳以上の人は「無料」、四〇～五九歳までの組合員は五〇〇〇円、それ以外の組合員は一万円という設定だ。

つまり、高齢者は、無料で「半日ドック」を受けることができる。同じような形態の医療生協他の院所で七〇歳以上無料を掲げるところはあるが、「六〇歳以上」は、おそらく全国でここだけだろう。

そこで、人間ドックの利用料金の全国的な平均額を調べてみた。

日本人間ドック健診協会価格調査によると、全国平均料金は四万三五三九円（二〇一三年一〇月実施）。近畿地方では四万四一九五円。

このように、日本の現状では「人間ドック」は、一定の経済的な負担ができる人でない限り、誰もが気軽に毎年利用できる料金とは、言い難い。
この違い、どう理解すればいいいか？

医療生協かわち野独自の組合員還元システムを生かしての運用ということだが、医療生協かわち野は、日本の「人間ドック」の常識からみると、破格の低額料金である。同時に、「安かろう、悪かろう」ではない。

相当丁寧な健診であることは、東大阪生協病院での実施日、中にもぐりこんで確かめてきたことは既に述べたとおりだ。

しかし、この世の中、採算を度外視した医療は長続きするわけがない。だから、まず〝採算が合うのか？〟と誰でも疑問に思う。

保険診療の分野では、社会福祉法に沿って自己負担金を減免する「無料低額診療事業」がある。けれども、健診の分野ではそんなものはない。なのに、六〇歳以上のいわば「無料低額健診事業」ともいうべきサービス提供を三〇年も継続して実施できるのは、なぜだろう？　各保険者による「特定健診」や各自治体の「がん検診」の諸制度の適用による委託科が収入源で、利益幅は少なくなっても利用しやすい料金設定により多数の組合員が利用することで、収支を保っているのである。

それでは、何故《なにゆえ》にこのような戦略を選択するに至ったか。

それを繙《ひもと》く手がかりはどこにあるのか？　それを見ていくには、個々の事例よりも大本《おおもと》から見ていく正攻法が一番良い。つまり、医療や保健について、この医療機関がどのような構えで取り組んでいるかを見ることだ。その考え方の基本を見よう。それは「ドック」の受診を起点にすることが健康づくりの要《かなめ》だとしていることだ。これが健康寿命の延伸の目標につながる、とする。

これに対し、国は「健診受診」の狙いを医療費抑制に置いている。それは〝おかしいではないか〟と言って、医療生協は「健康で人間的・文化的に生きる権利として、協同の力でこれを実現させたい」とする。

なるほど、国とは真逆の考え方に立っている。


わが国の人間ドック受診率を見てみよう。

日本人間ドック学会「二〇一四年人間ドックの現況」によると、四〇歳以上の「人間ドック」受診者数は二七四万八八一人とある。わが国の人口統計によると（総務省統計局一四年一〇月一日調べ）、四〇歳以上人口は七五八二万三四人であり、人間ドック受診率は、三・六％となる。日本人間ドック学会の未集約分を勘案すると約四％。二五人に一人の割合とみてよい。

受診率で示されたこの事実によると、健康のために「人間ドック」を受診する人は、まだまだ少数派だ。

一方、医療生協かわち野の二〇一五年度「半日ドック」利用者は年間二万一七七一人。組合員に関しての受診率でいえば一九・九％、ほぼ五人に一人が「ドック」受診者ということになる。

健診・健康づくりに事業と運動として取り組む姿勢と構えの大きさを知る。

この全国平均二五人に一人の五倍にあたる受診件数が、採算性を保障し、「料金設定で迷う必要がない気軽さ」を生む。このフィールドに、隣近所のお誘いという「地域力の発揮」が生かされて、大きな成功に結びついているのだ。

この「ドック」利用者の伸長は、地域住民の健診受診率の向上にも大いに貢献している。一四年度の東大阪市のがん検診制度による全検診受診者のうち、胃がん検診で七二・九％、大腸がん検診で六六・六％、乳がん検診で四四・九％、子宮がん検診で二三・一％が、医療生協かわち野の四事業所での受診者であった。全東大阪市民のがん検診受診者増加分をほぼ医療生協かわち野の組合員の受診者増によって担っているのである。

私の好奇心は、この魅力的な医療集団に出会ったことでさらに深まった。この集団を生み出し、三〇年続けてきた彼らの徹底した理念は、いったい、どこから生まれたのだろうか。経営感覚はどこで発揮されているのだろうか。疑問がなお深まり、徹底して、追ってみたいという思いにかられた。

「継続は力」で、積み上げられた「健康づくりの多様な評価指標」は、貴重な財産であろう。その指標の典型となるいくつかを、見せてもらえるものなら、この際、ぜひ見てみたい。

（2）河内で「下駄ばき」ドックをやろう

松村千之《ちゆき》医師（六九歳）は、生協加納《かのう》診療所・所長で、消化器外科が専門である。「消化器外科の専門医らしくクリアカットな半面、エネルギッシュで情に厚い」と、前評判で職員から聞いていた。

この人が、「半日人間ドック」を医療生協かわち野で最初に提唱した。以来その道を先頭に立って切り開き、一筋にこの道を貫いて歩んでいる。

いま勤務する生協加納診療所に対する思い入れも半端ではない。

「受診率を上げること、地域に根ざしてつぶれない診療所を作ることが大事なのだ。ここは、これからも二、三〇年つぶれないだろう。そのために今まで頑張ってきたんだから。縁あって東大阪に来たが、東大阪は私に向いている。中小企業がいっぱいあるこの日本でも有数の製造業の町が大好きだ。そこで働く人の健康に携わることが、性に合っている」

一言で言って、有言実行を身をもって示すという思い切りの良さがある。

「市が主催する肺がん結核検診の読影医師を対象とした講習会に行ってみると、レジュメには『肺がん結核検診を受けるなら、まずは保健センターへ……』と書いてある。だけども、肺がんが死亡数のトップになったといわれる時代に、せっかくの肺がん結核検診の委託を保健センター以外にも広げるという制度改善による受診率向上の好機を生かさず、まだこんな閉鎖的なことを言っている。このままでは誰が、中小零細企業がひしめくこの町で、あのおやじさんたちを肺がんから救うんや。よし、それなら私たちが、地域で保健センターの役割を果たそうではないかと思った」

松村医師の言葉をこう書くと、読者はどんなイメージを抱くだろうか。実際に会ってみると、痩躯《そうく》で、声もあまり大きくはない。

会ったときは、顔色が少し優れないようにも思えた。

ところがいったん口火を切ると、その内容の迫力に引きずり込まれる。縦横無尽に自分の世界観を自由に広げて、医療や保健についての考え方の根本を語る。人間社会の希望と医療を語る言葉は、とどまるところを知らない。永遠の青年の心を持っている人だった。

腎不全により一五年前から血液透析をおこなっている。行動にも当然制限があるのだが、制限を医学的な知識できちんとわきまえてなお、二四時間を自分なりに工夫をして立て直す気力に満ちている。

自ら透析治療を続けつつ、毎日午前七時には必ず出勤し、夕方まで「働き倒す」。とてもじゃないが、透析治療をおこなっている人の働き方とは思えない。

そんな姿に接している近所の人は、「あの先生の言うことなら、間違いない」と絶大な信頼を隠さないのがうなずける。

この人に自分のいのちの相談をしてよいかどうか、近所の人は医者のホンマの姿と値打ちをちゃんと見抜いている。「人間関係とはそういうものだ。だから診療所は、半径二キロ圏の人たちの健康にしっかり責任を持たねばならない」というのが持論だ。

戦後民主主義の高揚と反動攻勢の中を生き抜いてきた「団塊の世代」らしい、こんな医師が実際にいるのだと、まじまじとその姿を見つめなおした。

松村医師が提唱する「下駄ばきドック」を知る前に、それが提唱された時期は日本の医療と保健に、いったいどういう特色があったのか、あらましを見ておきたい。

戦後の庶民生活で、最も切望された健康増進政策の一つは、国民皆保険の実施だろう。一九六一年には、健康保険本人ほぼ自己負担なし、が実現した。

二つ目が、七〇歳以上の老人医療費の公費負担（老人医療無料化、七三年）であった。しかし、老後は医療費の心配をしなくて済むという老人医療無料化は、たった九年間で歴史的な幕を閉じた。八二年の「老人保健法」制定によって、廃止されたのだ。

これを皮切りに、政府厚生省の医療費抑制政策が一層厳しさを増して進む。

老人医療の有料化に続いて、社会保険本人の一〇割給付制度も廃止された。

一九八六年には「長寿社会対策大綱」が閣議決定され、八二年に制定されたばかりの「老人保健法」は、さらに負担増の方向で改悪された。

政府はこのような経過で、かつての「老人は、多年にわたり社会の進展に寄与してきた者として、かつ、豊富な知識と経験を有する者として敬愛されるとともに、生きがいを持てる健全で安らかな生活を保障されるものとする」という理念（老人福祉法第二条）を、かなぐり捨てる。

いわく、老人医療費支給制度は国民健康保険の財政を圧迫し、国庫負担の増額でも賄《まかな》えなくなったとして、「老人保健法」を制定し、新たな医療制度を作った。そこでは本来の社会福祉の理念とは真っ向から対立する考え方＝「自助努力」が打ち出された。「国民は、自助と連帯の精神に基づき、自ら加齢に伴って生ずる心身の変化を自覚して常に健康の保持増進に努めるとともに、老人の医療に要する費用を公平に負担するもの」（第二条）という「理念」を規定した。

さらにその後、この「理念」は老人医療の枠を超えて、「社会保障の原則」にまで拡張された。八三年「厚生白書」では、「個人の自助努力を前提とした上で、国民の連帯による相互扶助を組織化して社会の安定を図るという社会保障の原則」まで打ち出すにおよぶ。

この「社会保障の原則」がまかり通るならば「憲法二五条の生存権規定―権利としての社会保障―の根本的否定であることは論をまたない」と、二木立《にきりゅう》氏（現、日本福祉大学学長）が、論文「これからの保健・医療」（横浜市都市経営局政策課編『調査季報』八〇号〈特集・高齢者の課題〉八四年二月発行）で、当時喝破している。

医療費抑制政策は、国民や患者の負担を増やすだけでなく、医療機関の深刻な経営危機をも同時に作り出した。

国民の医療・福祉にとっては、この一九八〇年代は戦後の政府によって作られた「冬の時代」の幕開けといえよう。

しかし、「老人保健法」は基本的理念に根本的な欠陥を持つものであったが、中高年を対象に健康手帳の交付、健康教育、健康相談、健康診査、機能訓練、訪問指導など、保健事業を網羅的に規定するものでもあった。具体的な実施は市町村に求められた。

この年の「厚生白書」では、このことを「市町村という住民に最も身近な自治体において予防から治療、機能訓練に至る保健サービスを実施し、さらには福祉施策との有機的な連携を図る」としている。

こうして、老人の健全で安らかな生活を保障するための保健・医療・福祉サービスの連携構想が確立されることにもなった。

実際のところは、自治体任せの丸投げで、財源確保や人員を確保する態勢が取れず、保健事業は「絵に描いた餅」となり、遅々として施策が進まなかったが。

「老人保健法」は国民健康保険の財源を救うという名目で施行されたのだが、その後、介護保険制度により「医療」から「介護」を切り離してもなお、老人医療財政を各種医療保険で救済することができず、二〇〇八年に、「高齢者の医療確保に関する法律」と名前が代わって、廃止されたのは記憶に新しい。

この法律で六五~七四歳の人は各種医療保険者の被保険者継続で費用負担をおこなうこと、七五歳以上は「後期高齢者医療制度」の保険料を負担することになった。いま、このように高齢化社会は、とても生きにくいのだ。

松村医師が東大阪にやってきたのは、鹿児島大学医学部卒業後、同大学病院勤務を経た一九八四年。医療生協かわち野への入職により、東大阪生協病院で外科医として仕事を始める。東大阪生協病院は、東大阪医療生活協同組合と医療法人健生会との合併により、前身の蛇草《はぐさ》病院を移転新築する形で、一九八二年四月、地上六階・地下一階、ベッド数一〇五床、職員数八二人の病院として完成をみた。松村医師の着任時には、開設後二年を経ていたが、おりしも当時の日本は、医療・福祉の「冬の時代」到来の時期であった。

新病院開設の喜びもつかの間、あろうことか、病院運営の未熟さなどもあり、医師の退職が相次いでしまう。地域から切望された病院の存続危機から脱出するには、病院内部の努力だけでは対応しきれず、和歌山民医連や大阪民医連から医師派遣支援を得て、やっと医療責任を果たすという状況が続いていた。

松村医師はそんな中に飛び込んだ、中堅医師の一人だ。

この窮状を「面白いところに来たなあ、やりがいがあるぞ」という受けとめをしている。とりわけ、松村は田中アヤ子東大阪生協病院元院長の粘りづよい努力に尊敬の念を寄せた。一九六三年当時、未解放部落といわれた蛇草地域でプレハブ建築だった集会所の一角で田中医師が診療を始めた。そのころは村の中の道は舗装もされず、雨が降るとぬかるんだ。さらに雨水で便所の汚水があふれ、井戸に流れ込んでいるところがいくつもあり、飲料水は大腸菌で汚染されていた。

両腕に「種痘」の予防注射の跡がある人は、二八%にしかならなかった。天然痘、流感、日本脳炎などでいのちを落とす人も多かったという。六四年五月、大阪大学衛生学調査活動の貧血調査によれば、調査対象の住民七二%が低色素性貧血だったとのデータも残されている。そんななか、田中医師は身を挺して医療活動にあたる傍ら、子どもの健診などを意識的にずっと続けていた。

住民の要求で一二〇人定員の保育所が作られた時には、貧血検査をしたところ七五%が貧血。血色素濃度六五%以下が多くて薬物治療を必要としたが、同時に食生活の貧困を突き止め、矢も楯もたまらず東大阪市に交渉をして、保育所の給食厚生省基準食費三一円九一銭を、一人当たり七八円まで増額させた。

女性は、多妊、多産、中絶も多く、一旦伝染病が流行し始めると急速に蔓延《まんえん》し、高い死亡率となった。保健所発表でも、同地域は当時結核患者発生率日本一だった。

「健診」が必要という考えの底辺に、こうした地域の生活実態の反映があった。そしてそのことをきちんととらえて形にしていくことが求められると、松村は考える。

松村は、「蛇草病院」が田中医師を中心にしてコツコツと、長年取り組んできた医療・保健活動は、誰にでもできることではないと思っている。ただ、あまりの多忙や諸事情で、データの蓄積や定期活動としての継続性と系統性がないことにも注目していた。

もう一つ松村を「健診」重視に突き動かした理由がある。入職して一年目の時だった。「東部民主商工会」から、会員二五〇人の健診を依頼された。

東大阪市の保健所では「一日のキャパが七〇～八〇人」といわれて、時間の制約も大きい。「そんな五月雨《さみだれ》式な健診に一日休暇が取れるほど、業者の実態は恵まれていない。なんとかならないか」との相談を受けたのである。

「よし、零細業者のおっちゃんや商売をしている人たちにこそ、健診が必要だ。それに応えるには、体制がいる。二五〇人を健診できる態勢をどうしたら作れるかをみんなで考え出して、この相談を引き受けてみよう」ということになった。

この経験が、健診を医療システムの重点とする病院運営へと転換させる直接の引き金となる。

松村は、地域の特色を見据え、働く人の実態に応じた「健診の重要さ」を以前から意識していた。医療と保健を結合させることがカギになると考えていたのである。鹿児島大学で学んでいた当時から、ヘルスプロモーション（あらゆる生活状況・現場での健康づくり）について医学生の立場から十分議論してきていた。

高齢化社会については、「病気でもめげずに健康づくり」「元気で長生き」「みんなで楽しく新しい医療へのチャレンジを」という目標である。そういうテーマで議論ができた仲間がいたことを、彼は心の支えとして胸の内に秘めている。

その蓄積をいまここで生かしたい。自らそう決意を固めた。

すでに健診と医療活動をつなぎ合わせることに着手している佐久《さく》総合病院（長野県佐久市）などの経験もある、そこから十分学べばよい。

新たにつくり出されている貧困と格差の進行の中で今また、医者にもかかれないという状況が生まれている。

「高齢化に伴い多発する故障がある。それにかみ合った新しい医療との関係をみんなで解明したい。人間はどうせ死ぬ。しかし、うまく死ぬために寝込まない。そんなことに医療現場で正面から向き合おう」

「健診をやっているところは軒並み、経営基盤が強くなる。『健診』を通過してこそ『医療』で輝くのだ」

「そういうアイデンティティのある医療生協を作りたい」

「『半日ドック』をメインにすえた、新しい医療をやりませんか」

この決意と意見を、松村は田中院長に伝えた。

「大阪で、ほかの院所から医師を派遣して助けてもらっているような落ちこぼれの最低のランクから、独自性を持った主張のある医療を切り開くことで、いずれトップを行く医療生協になりましょう」

当時を振り返り、松村は言う。

「僕は、吠えた」

頼もしい若い医者が来てくれたと、田中医師はうれしかったに違いない。

「わかった。やりましょう。私はあなたの主張に全面的に協力する」

田中院長は、院内会議を重ね、その言葉通り、「半日ドック」をメインにすえた医療活動について、まだ戸惑いのあった職員の説得に全力を挙げた。

一九八六年六月、「半日ドック」を開始する。

当時、「人間ドック」といえば、健康づくりに意識的な比較的富裕な層を狙い目に、一泊ホテル泊り「ドック」や、「総額一六万円、至れり尽くせりで調べてもらう人間ドック」という高級志向も宣伝されるなかで、庶民的な「六〇歳以上は無料」という「半日ドック」の打ち出しは、人びとを驚かせた。この六〇歳以上無料の老人ドックを一九八八年九月の敬老月間から開始した。

なんと言われようと、松村は、たじろがなかった。

外科部長に就任していた松村は、その年の一〇月、入院中の田中院長の院長代理として東大阪生協病院全体に責任を持つ任務に就く。さらに、八八年松村千之は、医療生協かわち野の理事長に就任した。

「半日ドック」で攻める発想・視点をさらに院内で徹底するために、わかりやすく松村医師は、このように話す。

「身体をチェックするからには、最初から大ぶりに、丁寧な全身チェックが大事。安かろう悪かろうではない『半日ドック』をみんなで実現させる。どこもやっていないような工夫が徹底的に大事だ。みんなで工夫しましょう」

「生活習慣病を予防するには、川の流れに例えれば、澄んだ川上《かわかみ》でこそ問題を拾い上げられる。そこで手を打つことが大事。汚れてどろどろになった下流では、汚れに紛れて、もう何が問題か見分けがつかないでしょう。だから健診、『半日ドック』が大事なんです。このように、住民の皆さんによくわかるように説明しましょう」

「金がかかっているというステイタスより、うちは、気軽にひょいと来られる『下駄ばきドック』をめざすのです。生協の組合員さんは、健診の個人負担が少なくて人間ドックが受けられるようになります。これが大事。院所の近くの住民には全員、医療生協の組合員さんになってもらいましょう」

「誰でもが気軽に受けられるという『半日ドック』の出発点は、そこから多くの可能性を生み出します。新しい医療の模索です。なお、それで採算をとるためには、誘い合わせて一〇倍来てもらうようにすればいいではありませんか。一〇倍来てもらってそれが受け入れられるようにする。そこが工夫のしどころです。これが河内にきっと合う。『地域まるごと健康づくり』というスローガンの具体化です」

若手の医師団は結束して意気投合した。院内学習を徹底して重視した。新しいことをやるには、まずなぜそれが必要か、職員の腹に落とすことだ。

たくさんの人数をこなすには、医療機器操作技術の習得も大事である。医師団は率先した。検査技師・放射線技師が全員、「腹部エコー」検査ができるようにと、マンツーマンで教育した。たとえば一〇〇人規模の健診では「エコー」機四台の同時作動が必要になる。しかし、これに対応できる内部態勢がなければ混乱を招く。「こなしきれない」という無責任はあってはならないのだ。

できないということは許されない。学ぶ方も、教える方も真剣だった。

日曜健診などでは、医師も率先して胃のレントゲン撮影にあたった。

その的確な早業は、今も大事な思い出話として語られている。

ここで、「半日ドック」受診でがんが見つかった第一号、大坪三枝子《おおつぼみえこ》さん（七五歳）の三〇年の足取りを見たい。

松村医師を主治医として信頼することを通じて、「生きるために必要な、心の在り方まで学んだ」という。

一九八六年七月。

小学六年生の息子を持つ三枝子さんは共働きだった。生活を維持するために働いていたが、疲れやすく体がだるかった。やせ細って体重は三七キロしかない。便が黒いのは気がかりだったが、自分では働きすぎて疲れているせいだと思っていた。

そんな時、さそわれて「半日ドック」というものを、念のために受けてみるかと軽い気持ちだった。

ところが受けて三日目に、病院から電話がかかってきた。すぐに病院に来るようにという。訳が分からないまま、とるものもとりあえず病院に出向くと、松村医師は三枝子さんに、胃がんであることを静かに、告げた。

「あなたのがんはすでに初期のものではない。すぐに摘出手術が必要です。ここでは手術の体制が整っていないので、信頼できる病院を紹介します」

三枝子さんは、思いもよらない通告に愕然《がくぜん》とした。

「先生、私は、がんですか？　私はがんで死ぬのですか？　もし私ががんで死ぬとしたら、私には一二歳の息子がいます。まだ、まだ死ぬわけにはいかないのです。あの子のことを考えると今は死ねません。どうしたらいいかわかりません。助けてください……」

「どうしていいかわからないというのは、本当の気持ちで、その気持ちを誰に言っていいかわからず、当時、動転した私は、目の前にいる先生に縋《すが》りついた。先生はそんな私を突き放さず、しっかり受け止めてくださった」

あの時のことは今でも、はっきりと、つい昨日のことのように思い出されると、三枝子さんは、言う。

松村医師は、そんな気持ちをくみ取るように言った。

「息子さんのために絶対生きるのだと、自分に言い聞かせましょう。頑張りましょう。僕たちはあなたが生きられるよう、最善の努力をします」

「死ぬわけにゆきません。私が生きられるようにしてください。信じます。先生、私が生きられるように先生が一生懸命やってくださると信じます」

三枝子さんは泣きながら帰った。しかし、夫にも、息子にも、「がんで死ぬかもしれない」

とは言わなかった。言えなかった。

「手術をするために入院するけど、その間、頑張って。よろしくね」とだけ言った。

八月六日、西淀《にしよど》病院で手術をした。

がんの進行はステージ4だった。胃は全摘出、幸い肝臓に転移はなかった。

「松村先生は西淀病院の執刀医に、毎日電話をして状況を聞いてくださったそうです。執刀医から聞きました。送り出した患者の術後を毎日電話で聞くお医者さんなんて、たぶんそんなにいませんよね。松村先生は何事につけ、それほど責任感が強いお医者さんです」

九月一日に退院してきた三枝子さんはそれから一〇年間、松村医師から徹底した食事療法の指導などを受けた。

「子どものために、絶対生きる。そのためには何でもやる」

リンゴ半分をすりおろし、牛乳は八〇ccを七~八回に分けて飲むことから始めた。何でもすり鉢ですることを、執念のように貫いた。

養生のために一年間だけ仕事は休んだ。しかし、それからはずっと働きながら、子育てをした。松村医師の養生訓を信頼という心の支えをもとに実行したのである。

そうした日々のなかで、息子が一六歳の時、彼の脳に腫瘍《しゅよう》があることを松村医師が発見する。

三枝子さんは奈落の底につき落とされるように辛かったが、「しっかり生きること」と、子どもを励ますことができる自分になることをめざす。それに徹することにした。

子どもは、三三歳まで生きた。三枝子さんは病気とたたかう息子に寄り添い続けた。

「息子は、よく頑張って生きたと思う」という三枝子さん。

今年七回忌を迎えるという。

「生きるということは、目的を持つということですね」と、静かにほほ笑んだ。

自分の体の元気を取り戻した三枝子さんは、「デイケア」のボランティアをやることを松村医師から勧められる。体の調子を見ながら週二回、無償のボランティアを続けた。

「今年でボランティアを初めて一八年六ヵ月になります。ボランティアの中で大正琴は、琴の先生が休んだら、その代わりができるほどになりましたよ」

その間、何も起きなかったわけではない。今は腎臓結石があることも知っている。

「笑顔でいたら、死んだ息子も喜ぶと思いましてね。そう思うと、毎日の生活で笑えるようになりました」

デイケアのボランティアを続けながら、役に立てばと、町会の役員も引き受けた。書道もたしなむ。「青水無月《あおみなづき》」「凌雲之志《りょううんのこころざし》」「鏡花水月《きょうかすいげつ》」三枝子さんの書は、静かで凛《りん》としている。

「何が楽しいといって、カラオケや民謡を歌うこと。大好き！」

「夫ですか？　一度、痔《じ》ろうで入院したのですが、元気で囲碁《いご》に行ってますよ」

「ドック」を受けて胃がんが発見された三枝子さんは、あれから二九年目。いま輝いている。

「ドックを受けて、自分の身体づくりをしましょう」という松村医師の言葉を自分のものにして、周りの人をお誘いすることが信頼づくりの基盤だという。

（3）住民が自分のまちに診療所を作る
――「わたしのまちの夢」

医療生協は、地域組合員と職員組合員との協同により、保健・医療・介護・福祉のサービスの提供・利用だけでなく、住みなれた地域で健康に長生きができるような健康づくり・まちづくりの運動をおこなう組織である。「健康をつくる。平和をつくる。いのち輝く社会をつくる。」という理念を日常的に実践する医療生協運動を地域のすみずみで繰り広げているのである。

しかしそう言われても、まぢかにそうした施設を目にする人は少ない。日本ではまだ少数派なのだ。それだけに、その姿が多くの人には思い描きにくい。一番の例は、いま述べたこの運動の要でもある「協同」だ。普通の私立病院や診療所には、「住民参加」などというシステムはないのだから無理はない。

医療への住民参加――と言ってみても、住民がどうかかわるのか、その姿や目指すところのメリットは、簡単にというか、外観からはうかがい知れない。

ところがヨーロッパの諸国では、医療への住民参加が普通のこととして制度的に古くから確立されているという。

その理解を深めるために、既に紹介している二木立氏の「これからの保健・医療」の中から、日本の医療の歴史的経過を含むヨーロッパの実態を、少し長いが見てみたい。

筆者〈二木氏のこと〉は、今後保健・医療・福祉サービスの連携を強化するだけでなく、それらへの住民参加を制度的に確立することが重要であると考えている。このことは、日本医療の公共性（民主主義）の未確立を克服するという課題である。

よく知られているように、欧米諸国の病院の大半が国・自治体・公的団体立であるのに対して、日本は私立が大半を占めている。（中略）日本のように私立病院病床数が六割を占めている国は、先進資本主義国の中には全く存在しない。このような私立病院への依存は、明治以来の歴代政府の「低医療費政策」――「本来公共投資すべき医療を営利性というパイプを軸として個人（開業医→患者）に転化してくる政策」（川上武『現代の医療問題』東大出版会、一九七二年）――の結果であることは言うまでもない。そして、公立病院の極端な不足が現在緊急に求められている地域医療計画作成の重大な障害の一つになっている。

しかし、筆者は、日本医療の公共性の立ち遅れは、このように公立病院の比重が小さいことだけでなく、医療機関の運営への住民参加が全く行なわれていない点にも現われていると考えている。

それに対して、医療の公共性が古くから確立している西欧諸国では、住民参加が制度的に保障されている。例えば、スウェーデンでは病院を監督する各県の病院局は公選によって選ばれたもので構成されている。また、イタリアでは公立病院の理事会は該当する地方議会の議員数に比例して各政党から推せんして選ばれている。

このような住民参加制度は我が国では全く存在しない。（僅《わず》かに、岩手県沢内《さわうち》村等……云々……後略）

（3）住民が自分のまちに診療所を作る――「わたしのまちの夢」

この状況を変化させたのが医療生協運動である。一九五〇年代半ばに始まり、とりわけ八〇年代以降の運動では、住民参加をその主要な柱として位置づけてきた。

市民と医療従事者がそれぞれの信頼に基づいて連帯したのである。伝統的な日本の「営利医療」に対して、非営利が基礎に置かれ、市民・医療者協同の組織による医療運動が実現したのだ。

ここでは、生きた人間の姿を通して、保健予防・医療活動への住民参加のきっかけと、その切り開く道筋のありのままを、見ていくことにしよう。

医療生協かわち野。そこには、地域住民の中にいて、運動への住民参加を束ねる役割を担った人物が二人いた。その活動は抜きんでたものであったと聞くが、その歴史を体現する二人に会うように私は勧められた。


まず、一人目。冨田《とみた》智和《ともかず》、六九歳。医療生協かわち野の常務理事で、組織委員会委員長を務める。この人を訪ねて、八尾市にある「ふれあいセンター八尾」に向かった。

まだ田んぼも混在する住宅街の一角に、奥行き五〇メートルはありそうな鉄骨三階建てが、どんと存在力を発揮している。これが住民の手によって、七年がかりで一億五〇〇〇万円の出資金が集められて建設された診療所だ。冨田は建設委員会の委員長を担った建設運動の中心人物である。

医療生協八尾クリニックは、先に訪ねた東大阪生協病院とはまったく雰囲気が違う。

もちろんふれあいセンター八尾は診療所機能と介護事業所を含む多機能複合施設ではあるが、規模が違うから比較の対象にならない。しかし、どの医療施設にも感じられる「病院らしい風貌」というか、たたずまいから醸し出す「病院のにおい」がまずしないことに驚いた。

駐車場を通り過ぎて入口に向かう途中、建物の中からお年寄りの元気な談笑がした。ストレッチに励んだり、卓球をする音も聞こえる。入口の横には、いかにも手作りとわかる凝った木製の「長椅子」が置かれていた。

建物の一番奥まったところに、診療所機能が集中して充てられている。

室内には、いたるところに絵画や写真の額縁がかかっていて、住民や関係者の作品だという。どの作品も上級の味わいがあるものばかりだ。

広々として、たくさんある待合の椅子すべてには、手編みや手作りのクッション（座布団）が収まっていた。誰が手入れしているのだろう。診療所の待合で、手作りクッションを大量に常時調《ととの》えるには大層手がかかると思われるが、どれも適宜こまめに取り替えがあるらしく、「古びてぺしゃんこ・不潔」というものが見当たらない。

建物全体に、ここにかかわる人の愛情と思い入れが細やかにあふれて、清潔で明るい。

冨田は、にこやかに笑顔で近づいてきた。

いかにも温和な物腰である。同時に、一本筋の通った心のありようをのぞかせて目つきに鋭いものを持つ。動きにも無駄がなくて、どこかの小学校の校長先生のような出《い》で立ちだ。ジャージの上着一つにも、ちょっぴりおしゃれのセンスが見え隠れする。

「はい、僕はもともと、小学校の教師をしていましたよ。教師のころは、誰にでもわかる教え方が大事というポリシーを持って授業に臨んでいました。教師像のパーフェクトを目指す熱血漢といえば聞こえはいいが、新人研修で、研修を受ける人が遅刻をして時間内に誰も来ていないと、カッと腹を立てて、講演をせずにさっさと帰ってしまうというようなところもありましてなあ。イラチ（大阪・河内弁、せっかち、直情径行型の人を表わす言葉）です……」

「ところが、そんな自分が年を取るにつれてというか、近年、なんで子どもに合った教育ができないか、悩むようになりまして……。子どもに寄り添えば寄り添うほど、子どもに『ほっといてくれ』といわれる。子どもがどんどん変わってきた。何かおかしいと悩んでいました」

「一方で子どもだけにかぎらず、人間というものを、赤ちゃんからお年寄りまで、じっと広いラウンドで見てみたくなった。いのち、生き方にかかわって、身近に幸せというものを、出会った人から学びたかった。そういう時に医療生協に誘われて、かかわるようになったんです」

初対面の人間にも自分の短所を隠さない。あっけらかんとした人懐《ひとなつ》っこさで、わけへだてなく親しく話す。

「あなたは、八尾クリニックの雰囲気が診療所らしくないと思われましたか？　ハハハハハ……。みんなの意見でこんな風になりました。でも、なかなかいいでしょう？」

八尾の診療所づくりは、一九九九年一一月の健診専門の医療生協八尾クリニック開設から本格的な運動が始まった。そのきっかけとなったのは八尾民主商工会事務所を会場として、健診を年二回（日曜に二〇〇人以上）実施できたことだ。「今後、本格的な診療所にしていくのであれば診療所の呼び名で」という声を受け、「医療生協八尾クリニック」に決まる。初代所長は現理事長の藤田昌明。月二回の健診と日曜健診を実施しながら、本格的な診療所建設をめざし土地探しは八尾で組合員が三〇〇〇世帯に到達してからと決め、達成した年明けの正月早々、支部が見つけてきた空き地を理事や組合員と見てまわり、紆余曲折はあったが最終的に現在の所に決定した。そして、二〇〇四年五月の総代会で東大阪医療生協から医療生協かわち野へ名称変更、その約二年後には医療生協かわち野で初めての医療と介護の複合施設となる「ふれあいセンター八尾」の開設となった。

冨田はその時の気持ちをこう言う。

「健康なまちのシンボルとして、人のぬくもりの感じるような診療所を作ろうかい、ということなんですね」と。

こうして、医療生協の会員を募り、「わたしたちのまちに、ええ診療所を作りたいなあ」と、夢や希望を語るところから始める、気の遠くなるような目標の、運動の組織を始めた。

冨田はさらに、なぜ、八尾に診療所を作るのか、どこに作るのかを話し合ったことを振り返る。

「我が家のある地域といえば、働き盛りのころは、せいぜい子どものかかわりで学校があるところ、寝に帰る場所くらいの想いしかなかった。環境は良いに越したことはないが、邪魔《じゃま》くさいことは避けて通りたかったからね。しかし、いざ、仕事を退職してみて自分の身の回りを見渡すとなにもない。仕事のかかわりでしか人間関係を築けなかったから、それが消えてなくなると、荒涼《こうりょう》と独りぼっち。

僕だけじゃなかった。いくら古い村（農村時代）のつながりが残っている地域ではあっても、〝最近の人間関係は一層薄くなって孤独なんだ〟と話す人が何人かいたんです」

そこに、冨田の退職教員仲間も、地域の診療所づくりの話の輪に徐々に加わってくれるようになった。「せめて、老後は夫婦で人間らしく生きたい。自分の息のかかったまちづくりができるのなら、一緒に参加したい」と。

体の故障があちこちに出てきて、寄るとさわるとその話に花が咲く。「ええ医者にかかりたい」という願いと、自分の身の回りが、住みよい地域や社会になればいいなあという願いが重なった。それに医療生協の話とが相俟《あいま》って理解され、「学習会」が楽しくなったという。

二〇〇二年一二月、「診療所建設委員会」が立ち上げられた。これで、「ぼくらのまちの診療所」の想いが現実に変わる形が見えてきた。当時、八尾全体で、医療生協の組合員は三〇〇〇世帯に届いていなかった。ここから「加入世帯五〇〇〇世帯」「出資金一億五〇〇〇万円」の建設目標をめざすことになった。

知り合いが集まりあって地域で「なかよし」を作っている程度では、診療所建設などという「現実変革」には程遠い。地域で気心の知れた人を選んで出資金のお願いをするような活動だけでは間に合わないのだ。軒並み全戸を訪ねるなどの、ダイナミックな活動が求められた。とは言え、どうやって知らん家《うち》にも勇気を出して行けるのか？　それも軒並み！　すべての家を訪問するなんてとんでもない！　そう思った。

しかし、委員会で「自分の住んでいる町から、全戸を訪問しよう」と人に言うからには、自分が率先してやってみるしかない。

しかも、みんなで全戸訪問の区分けをしているうちに、居住する地域だけでは足りなくなった。冨田は、誰もがつながりの薄い地域を率先して引き受けた。それが、たまたま教師として初めて赴任した曙川《あけがわ》地区だった。冨田の居住する地域からは相当離れていたし、当時は、そこに実際に診療所ができるとは思ってもみなかった。

「訪問してみると、町のあちこちに教え子の家が点在していました。教え子や父母が温かく迎え入れてくれたんですよ。大きな心の支えになった。やっぱりうれしいですわ」

「〝先生、よう来てくれた〟と言ってね。事情を話すと、〝それならここに行け、あそこを訪ねろ〟と紹介してくれますねん」

建設委員会の活動は、目標も活動も明確な、まさに組織活動だ。

そういう組織的な取り組みでこそ、集団で得手《えて》の活《い》かしあいや人間味がいっそう力を大きく発揮する。

仕切り上手な人が、医療生協機関紙「けんこう」を配布する手立てと段取りをはかる。黙々とビラを配る人もいる。

会議を開いて、お互いの訪問活動を話し合った。

訪問活動をして、悔《くや》しかったことや楽しかったことを丁寧《ていねい》に聞き取った。

「有志の会」を作って、東大阪生協病院の職員を中心に法人全体がきちんと寄り添い、行動を共にしてくれた。

さらに、どんなものを作りたいか聞き取りを進めると、夢がどんどん広がる。

「健康のために、診療所の横の土地も買ってプールを作ろう！」

「診療所を作るとしたら、絶対駅の近くでないとあかん。便利が一番。しかし土地を購入するのに莫大な金がかかるなあ……」

議論が錯綜《さくそう》するなかで、「全体的に考えたら、ここに診療所をつくるのがええ。この町をこう変えよう」という意見が出れば、「組合員がいっぱいいるところに、診療所を作るのが、ええと思う。せっかく苦労して作るのだから、みんなでいい思いがしたい」という想いとが対立することもあった。あらかじめこうすればよいというところに、するすると道が開けるわけではないようだ。

「集団でとことん乗り越えていく覚悟というか、手法というか。それが住民参加で一番大事なことやと思います」。冨田が、きっぱりと言い切った。

冨田は言う。

「組合員による施設づくりの規模が、一平方キロエリアで、二〇〇〇世帯、八尾全体で六〇〇〇世帯の組織ができたところで具体的展望が見えました」

土地買収が曙川地区で見通しが立った時に、「駅からこんな遠いところに診療所を作ってどうするんねん」「なんであんな畑ばっかりあるところに診療所を作るんや。誰かの勝手でどこかに決めるような生協なら、やめや！」といっていた人も、「歩いてここに来れる人が、二〇〇〇世帯ある。それが診療所を作る大事な基盤ではないか」というと、「ああ、なるほどそうか」と、納得してくれた。

「ふれあいセンター八尾方式」である。

この住民による手作りの「診療所づくり」は、その規模と内容から全国各地にある医療生協から、驚きをもって注目された。

こうして医療と介護の複合型を事業形態とする多機能複合型「ふれあいセンター八尾」は、竣工式にこぎつける。

建設委員会のメンバーは、「マイホームができるときより、わくわくした」そうだ。そして一層、草の根の資金集め＝出資金のお願いを広げていった。

現在、八尾では約一万五〇〇〇世帯の組合員を組織できている。

「最初から、この形態を予測できた人間は、誰もいなかったと思います。やっているなかで七年もかかって、だんだんと形になっていったし、運動のやり方も、みんなの意見を生かす方法もわかってきた」

冨田はこうして、医療生協の活動と人のつながりのなかで、今日の時代に生きてなお、人間を信頼する、みんなと一緒に生きるということを学んだという。

「僕は元来保守的な人間で、上から命令されてなにごとかをやるということが一番生きやすい。そのように人間関係を割り切ることが体質としてありました。だからはじめは、『仲間』の意味ぐらいはわかるが、多少こそばゆい。『つながり』なんて言われても、さっぱり実感がわかなかった。運動を作っていくもとになるもの、礎《いしずえ》といいますか、こういうふうにみんなが集いて喜び合う、つながっているということを、『ふれあいセンター八尾』が出来上がっていくなかで、だんだん実感しました」

地域を面としてとらえることの、真髄《しんずい》である。

冨田は、建設運動に携わった組合員に「仲間」として格段の信頼を得た。

みんな「冨田さんが大好き。あの人と一緒にいたい」「あの人の言うことなら耳を傾けてもよい」「まあ、人を動かすのが上手やねん」と口をそろえる。

診療所建設という生きた目標を持って進めた運動で、「病気になって病院に行くのが普通かもしれないが、医療生協では病気にならないように、仲間と一緒に、何か良いことをしよう。一年に一回はドックを受けよう。そこが医療の出発点」という考え方に共感している人が、八尾に一万五〇〇〇世帯できた（八尾市総世帯数一二万一九六一で、加入率は一二・三％［二〇一六年三月末］）。大きな力だ。

地域のつながりをフィールドとして、九ヵ所の「支部センター」＝たまり場もできた。

こうなると、ウォーキングをしていても必ず誰かに会い、自然に笑顔のつながりができる。

「地域まるごと健康づくり」の実態を作っていく土台があるということだ。

冨田は、あまりにもエネルギッシュに、活動をこなす。

地域の人も、生協の活動仲間も、その活動量には驚嘆している。

何時も、ひょうひょうとして愛用の軽四輪で、風のように現われる。

しかし、医療生協八尾クリニックの主治医・大井通正《みちまさ》所長から、「へぇ〜」と思う話を聞いた。

「今は、冨田さん本人が自分の病気と身体をよく承知し注意して、状況をわきまえつつ、二四時間を大事に過ごしていると思う」と。

冨田は大学時代、アイススケートの五〇〇〇メートルの選手だった。スポーツ青年だ。

教師時代は子ども想いの評判が高い教師で、休むことを知らないのではないかといわれていた。しかし、一定の年齢から以後、数多くの病気を発症し、それとたたかい克服するようになっている。

一九九八年「脳梗塞」で一ヵ月入院。二〇〇一年には、小学校の夏休みが終わった直後「心筋梗塞」を発症した。退職後の〇五年に「胃粘膜下腫瘍《いねんまくかしゅよう》」が見つかった。翌〇六年「ふれあいセンター八尾」が立ち上がった年には、がんが「肝臓に転移」しているのを発見された。

見方を変えると、教師退職を境にして病気とたたかいながら、いのちとは何かを考え、医療生協の活動をおこなっているのだ。

年を取り高齢期に入るということは、そういう体の状況をどう乗り越えるかなのだ。冨田ならずとも、大きな課題である。

冨田は、主治医を尊敬し、医療生協のサポート態勢に身を置きながら、病気に怖気《おじけ》づかない。そのうえで「やりたい活動」を公私ともあけっぴろげに隠さず、それを殊更《ことさら》に誇示することもなく、没頭している。

冨田の妻も同じ退職教員である。彼女は何時も温かいまなざしを夫に向けてきた。ある時、冨田は医療生協八尾クリニックの「半日ドック」のボランティアに妻を誘った。優しくて実務に有能でよく気のつく彼女は、今や「半日ドック」業務体制に、なくてはならない非常勤職員になっている。

二人の子どもは自立したということで、自宅の「離れ」を地域の憩いの場に開放した。そこを「ポレミックセンターＡＮＤＡＮＴＥ《アンダンテ》（歩く速さで）」と名付け、集いを楽しんでいる。

いつも一緒にいる妻とは二人で、最近ゴルフを始めた。

一日を、それぞれが大切にして、生きている。

東大阪市楠根《くすね》二丁目にある楠根診療所は、東大阪の中心街である布施《ふせ》の北側、大阪市に隣接した地域にある。

一九六九年「自分たちのまちの診療所を作ろう」と無人格法人楠根会を立ち上げ「楠根診療所」ができた。それが七一年、消費生活協同組合法に基づく東大阪医療生活協同組合（現・医療生協かわち野生活協同組合）に引き継がれた。

「楠根診療所」はいま紹介したように長い伝統がある。それだけに建物は老朽化し建て替えが必要になっていた。二〇〇四年「楠根診療所建設プロジェクト」が立ち上げられた。二年後の〇六年から始まった一億円増資による診療所建て替え事業の建設委員長には、地元の主婦、以西《いさい》あきみ（医療生協かわち野楠根圏理事＝当時六一歳）が任命された。

五階建ての新しい診療所は、医療・介護・健康づくりのセンターとして、〇九年一月から生まれ変わった。建物の外壁には大きくシンボルマークが掲げられ七色の虹にハトが飛び交《か》う。

一階は診療所とケアプランセンター、二階に組合員ホールと事務所、三階・デイケア（定員二〇人×二単位）、四階・ショートステイ（一〇床）、五階・グループホーム（九人×一ユニット）という機能ごとにわけられている。

組合員・職員のべ五八五人が参加し、六八一四件の訪問で、二五八五人と対話した訪問活動により、出資金増資一億円と新診療所建設基準であった五〇〇メートル診療圏内の組合加入世帯比率五〇％を見事に達成した。

こんな大きな建設計画の中心に座るからには、ただものではないだろうと予測したが、会ってみると、一見するところはどこにでもいそうな、丸顔で「大阪のおばちゃん」風の、健康な女性だった。

しかし、話を聞くうちに、その粘り強さに驚いた。我慢強さは、天下一品。まじめさと律義《りちぎ》さもこれほどの人はいまいと思えた。

大きな取り組みで底力を発揮する名もない女性の強さ、医療にかかわる庶民の優しさが光り、温かさのある住民参加運動が育つ妙味と値打ちを、この人が教えてくれた。

以西が東大阪市稲田《いなだ》に移り住んでから、五〇年以上たつ。当時周りを見渡せば、地名が示すような田園が広がっていたという。

今は一帯、中小零細の工場や民家が、ひしめくように混在していて昔の面影はまったくない。はるか遠くに生駒山《いこまやま》がそびえるものの、見渡す限りの地面に凹凸がない大阪の典型的な庶民の街だ。

「診療所が楠根中学校の近くに移転してからは、私も時々、利用していました。子どもができてからは未熟児であったためしょっちゅう熱を出して、水口先生（水口正春《みずぐちまさはる》＝旧東大阪医療生活協同組合初代理事長、社会福祉法人かわち野福祉会理事長＝故人）に毎月のように診てもらいました」

水口医師は、在宅医療が診療報酬上、十分に評価されていなかった時代、患者の訪問診療をすることは一般的でなかったが、それを先駆けておこなう人だった。

「求められればどこへでも、いつでも出かけていく」、「毎日、毎晩でも往診に出かけていく」。そういう医療信念を持っていた。

だからこそ「気さくでわけ隔《へだ》てなく患者の話をよく聞いてくれて、とても優しい。よく診てくれて、あんな人はいない」と評判が高かった。

それで地域全体の「健康とくらしを守る拠点」として、診療所には大変大きな信頼が寄せられていた。

若い共働きの母親として未熟児を抱えた以西にとっても、近所に優しくて親切な上に、経験豊かな医者がいることが、とてもありがたかったに違いない。

「水口先生を尊敬しています。どれだけお世話になったことか。うちの娘が元気に育ったのはあの先生のおかげ」という。

会社勤めを三〇年続けた頃に、夫から「父を引き取りたい」と相談された。

「主人は四人兄弟の二番目ですが、とても優しい人なのです。夫のお父さんは糖尿病に高血圧があり、一人にしておけませんでした。兄も弟も病気の親を見る見通しが立たなかったんです。主人が悩む姿を見ていて、私は知らん、とは言えませんでした。結局、私が仕事を辞めて、夫の父をうちに引き取ることにしたんです」

長男が家の跡を継ぐ、親の面倒も見るという世相があるなかで、二番目の息子という立場でありながら父を引き取りたいという夫も優しい人だろうが、三〇年働いた実績を持つ女性で、仕事を辞めて義父と同居しようとあっさりいう嫁の優しさも、やはり今日では相当のものではないか。

「引き取ったところ、義父は静かな人でした。もうそのころは診療所も所長が高橋泰行《やすゆき》先生になっておられて、診てもらっていました。義父には私が付きっきりで見ている必要もなくなり、午前中くらいならどこかパートに出られそうでした」

少し時間の隙間ができたら、すぐ働くことを思いつく、元来、じっとしていられない働き者の資質を持つ人なのだ。

「そんな時、私の家のことをよく知っている診療所から、理事になって力を貸してほしいという要請があったのです。診療所を建て替えるという話が以前からあり、役に立てればと思いました」

「所長が高橋先生になってからも、よう、はやって（評判が良くて）年中、人であふれてました。そのうえ活動は多彩で、人手不足は誰の目にも明らかでした。一日一五〇人以上の外来患者が押し寄せる診療所ですが、当時は、待合室が狭くて三〇人も座ればいっぱいになる。だからいつも患者さんは廊下にも並ぶ。外にはみ出して診察の順番を待っている人もいました。雨が降ったら傘をさして、並んだはるんですね。『手洗い』も男女の区別がなくて時代遅れでね」

新しい広い診療所に建て替える必要はわかった。嘱託理事になって役に立とうと思ったいきさつも納得できる。しかし、その彼女がいきなりなぜ「建設委員会」の委員長なのか。

「えらいこっちゃなあと思いましたが、しゃあない（仕方がない）ですやん」

そう言って、重責から逃れようとしなかったことを「しゃあないですやん」の一言で片づけた。スカッとサバサバ、決断力ある、人柄を表わす。

察するに、以西の水口医師や高橋医師への尊敬も熱かっただろうが、医療生協の組合員としての以西の活動ぶりが地域では光っていたのだろう。庶民感覚でたくましい女性たちの心をくみ取り、声高でなく、同じ目線を大事にしてまとめ上げる、独特の力量があったに違いない。

そもそも「理事になって力を貸してほしい」という言葉の裏には、地域に合った女性リーダー抜擢《ばってき》の狙いがあったのではないか。こういう人を探し当ててリーダーに選んだ人は、なかなかの目利《めき》きである。

「地に足の着いた活動」と、地道な努力を継続できる人のことを表現するが、まさにそれ。

たとえば新町七軒家《しんまちしちけんや》支部での「健康づくり委員会」の活動では、「健康はつらつチャレンジ」

のエントリー組織で、二〇〇六年から一五年まで、一〇年連続で一〇〇名以上のチャレンジャーを組織している。なかなかできることではない。

「私は足と気持ちでかせぐタイプですねん」

確かに地域を這《は》うように走り廻り、熱い対話を重ねないことには辿《たど》りつかない高い峰である。

「『健康はつらつチャレンジ』の前後の健康チェックで、体組成計が院内に一台しかない時代は、夜一〇時に計測器を参加者のお宅へ預けに行ったこともあります。翌朝に『測れた？』と訪ねて返してもらうのです。今は目標達成すればご褒美《ほうび》に、体組成計がもらえて自分で測れるようになりました」

「建設委員長を引き受けたときは、何から始めていいかわからなかった」

考えた挙句《あげく》、診療所建設増資のお願いの「訪問名簿」づくりを手始めに、理事三人と一緒になって、職員とともに訪問活動を月に一度から始めたという。

訪問活動に参加する人が増えてくると、段取りや手配に追われる。一日中訪問活動をやってくれる人たちには食事の手配、休憩時のお茶の手配も全部やる。

自分も訪問活動の先頭に立つ。

街を歩いていると、組合員が見つけて「ちょっと寄っていき」と声をかけてくれる。「〝あんた、ようやるなあ、感心するわ〟といってくれて、お茶に呼ばれる。そのうえ、一緒に知恵を出してくれるんです。日ごろからお付き合いを広げていたら、『増資』のお願いも『よっしゃ分かった』というてもらえました。PTAの役員もやっといてよかったです」

「一軒の家の訪問でどうしても会えなくて七〜八回行ったこともあります。しまいには、夜に懐中電灯をもって訪ねて、やっと会えたりもしました。医療生協加入世帯を五〇％以上にするということは、どんなお宅も例外を作らないで訪問する。そんなことは当たり前。全戸訪問は普通のことですが、大変でした」

訪問活動の参加者の幅が広がると、それに付随して、「お礼」「お願い」「お詫び」の仕事が、断然増えてくる。

「たくさんの人に動いていただくには、お礼、お願い、お詫びは、基本ですね」

建設運動を通じて、しっかり事業内容を地域の住民に伝えたことが、建設後の診療活動の広がりをはじめ、組合員のさまざまな医療生協の活動の水準を引き上げることにつながっている。

そのいくつかを拾ってみよう。

「高齢者にやさしいまちづくり」をめざし、新診療所はバリアフリー設計で大阪府福祉のまちづくり条例整備基準適合交付施設（東大阪市）を取得。

在宅管理件数は一〇〇件を突破。これは数名の医師による毎日の往診実施によって初めて可能になる規模である。

「WHO高齢者にやさしい診療所」プロジェクトの学習会を実施し、WHOの項目でアンケートにも取り組む。このアンケートの集約結果の報告により、日本生活協同組合連合会医療部会の「高齢者にやさしい診療所」の承認を受ける。

二〇一〇年には「物忘れ外来」を開設。認知症患者と認知症サポーターとのマッチングをおこなっている。

子育てに不安を感じて悩む母と子を集め、子どもの成長をサポートするための「子育て班会」も実施。女性の受診者だけを対象にした「レディースドック」では、スタッフもボランティアも全員が女性だけで運営をして、利用者のニーズに応えている。

経済的に恵まれない人も多い地域で、保険医療の自己負担金を減免する「無料低額診療事業」を一二年一月から開始している、等々である。

しかし、建設運動そのものは順風満帆《じゅんぷうまんぱん》ではなかった。

当時、世間を騒がせた耐震偽装設計事件のため、建築確認証の受理が遅れた。そのうえ、堺市にシャープが大工場を作ったこともあって、建設資材が手に入らず、くい打ちが半年も延びた。そのような社会的状況の反映で、着工後九ヵ月遅れての完成となった。

以西は、建設にかかわる業者との話し合いにも、しっかり学んで気後《きおく》れを見せないように努力し、真剣に挑んだ。

事務長にまかせておけばいいようなことかもしれないが、彼女は医療生協の理事、建設委員長として、建築物についての具体的な話し合いにも参加し、責任を果たそうとした。

住民参加、ボランティアの延長線上に、こういう献身が、医療生協という組織にはかなりある。

やがて、一億円目標にあと一七〇〇万円というところまでこぎつけた時、ここで以西は自分も、さらに出資することを決意した。

優しい夫は、妻のこうした活動を理解し、支えたという。

「主人は定年退職後、私の帰りが夜遅くなると晩御飯まで作ってくれるようになりました。診療所の送迎の運転手が一気に三人退職した際、『応援にきてもらえないか』と相談した時も、『よし、手伝おう』と言って、それを引き受けてくれました。みんなに助けてもらって私の今日があります」

建設委員長という大きな仕事を無事落成して済ませたのちも、以前と変わりなくコツコツと地域活動を続ける以西に、さりげなく聞いてみた。

その粘り強さ、健気《けなげ》さは、いったいどういう育ち方をして身につけたのだろう、成育歴で何か特別のことがあったのか――。

「特別なことは何もありません。ごく普通の人生やと思います。ただ、性格というか、気質はどちらかというと母親に似ていると思います」

「やっぱり母の影響が大きいかなあ。和歌山県の龍神《りゅうじん》温泉近くで生まれ育ち、貧しい農家です。父親が六五歳で亡くなりましたが、母は九〇まで生きました。母親はこの世に、働くために生まれてきたのだと言って、働いて、働いて、働き続けました。穏やかな人でした。人から何か仕事を頼まれると、一〇で完了だとしたら一五も、一六も黙々とやる人でした。でもね、八〇歳の時に古くなった家を自分の決意で建て替えるほど、あっと驚くような気力も見せる人でした」

庶民の誇りが、生き様《ざま》に輝く。

まちの営みは、こういう人を含んで人情が培《つちか》われるのだ。まちの「診療所」はその中にある。

（4）いのちと健康は、その人のもの

医療生協かわち野・東大阪生協病院は開設早々、危機的状況に陥った。ほぼ三〇年前のことである。その時、大阪民医連からの支援を経て、東大阪生協病院に着任した医師たちが結束して奮闘し、松村千之《ちゆき》医師が「半日ドック」をメインに据えた新しい医療方針提案をおこなったことは先に書いた（本書三〇～三七ページ）。

当時中堅医師として活躍した高橋泰行《やすゆき》（六七歳、現楠根《くすね》診療所所長・前医療生協かわち野理事長）は、時代が求める医療のあり方を探っていた。彼は、まずは東大阪に支援医師としてやってきたが、やがて常勤医師として着任し、粘り強い活動で、その後、大きな業績を作り上げる。

その業績の一つが、医療福祉生協らしい健診事業と健康づくり運動のモデルをつくり上げた

ことである。
この章では、高橋医師の歩みを通して、自分の体を人任せにしない医療とは何か、自分自身が主体となったいのちと健康を守る健康づくりのあり方とはどんなものかを、見てみよう。

高橋医師が、この三〇年の活動でまとめ上げた業績は数多い。けれども代表的なものに絞るとなれば、二点になるだろう。それを述べたうえで、高橋の具体的な生き様を追うことにする。

ではまず一つ目。それは不動の医療実践スタイルを確立したことである。医療現場では患者との対話は欠かせない。これが一番の基礎になる。地域に出かけて医療生協活動をするなかで、患者・組合員が主人公の医療とは何かを問うた。そのために医師や医療従事者に求められるものは何かという「医療観・患者観」を追求し、そのなかで、患者が主人公の医療の具体像をつくり上げたのである。たとえば慢性疾患医療では、従来はその病気への対処に主軸を置く「治療医学」の医療対応だった。それを転換した。日常生活全体を視野に入れ、保健予防と健康増進のための医療に主な力を注ぐことにしたのである。

さらに二つ目。慢性疾患医療や半日ドックを中心とした健診・健康づくりの取り組みを通じて、医療生協の健康習慣＝7つの生活習慣と2つの健康指標＝を、全国の医療生協に発信したことである。

この二つはいずれも後に詳しく触れるが（七五～九五ページ）、これを高橋は「いのちと健康は、その人のもの」という理念にまとめ上げた。これは、長年の医者としての医療実践で裏付けられた深い内容を持つ集大成の言葉である。

そこにはドラマがあった。庶民の暮らしが渦巻く大阪の片隅で、つぶれかけた中型病院の再建から出発し、地域の人たちとともに悪戦苦闘を重ねて、今日の高齢化社会における「都市型保健・医療」の典型をつくり上げた。

今日の国民の体の状況に見合った保健・医療における「発信」は、どのような形で実を結び、節目を作って、完成させたのだろうか。

高橋医師は、助産師の妻と共働きである。

俗にいう「しょうゆ顔系の美形」でもある。その姿かたちから、やさしさ、誠実さは、十分伝わる。お年寄りの患者に向かうときの笑顔は、実に素晴らしい。

親しい者との会話では、いつも妻の話、娘の話が出てくる。

しかし実は、風貌からは推し量りがたいような、粘り強い気骨の人であった。

この世代らしく、自分を律しているのだ。家庭を大事にし、妻や娘とは友人のように付き合う愛情の形と人間観があるのだが、同時に仕事となると、自分らしさを貫く姿勢に、かなり厳しい「自分律」があるに違いないと思わせる。

取材するうちに、その気質が見えてきた。高橋は直接的な言葉では言わないが、その話の全体と彼の輝く目が物語る。〝反骨精神は鍛え上げてゆくものだ。自己変革を恐れない〟と。

医師という仕事を通じて、それを追求し続けてきたのだ。そんな人間・高橋泰行像にたどり着くと、人生の長い道のりのなかで高橋自身が考えているに違いないポイントのいくつかが浮かび上がってきた。

最初のポイントはこれだろう。彼は、もともと医者になりたいとは、思っていなかったらしい。

「祖父が医療ミスで命を落としていましてね。かかりつけの医師は、祖父の処方にあたって、注射を間違えて死に至らしめたのだと思われるのです。ところが家族にはその説明を、一切しないんですね」

なんという医者。

「そう、でもそんな医師を、家族は名医だと信じて疑いを持たなかった。自分の体を医師まかせにしすぎた祖父にも、私は歯がゆい想いがありましてね」

高校生のころ、愛する祖父の死にかかわる「事件」から、長年、人間不信につながる医師へのネガティヴな思いを払拭《ふっしょく》しきれなかった。引きずっていた。

「医師という職業は、口では患者に寄り添うと言いながら、上から目線でものを見ている。僕は、ああいうのは大嫌いだ。あんな人にはなりたくない。そう心の中に焼きつけてきました。僕の正義感みたいなものがこのころ芽生えて、青年期に移行するなかで、あのネガティヴさをどう払拭するかが課題でしたね」

人には、その道を歩む「定め」などというものはない。そう思うが、家代々の「教師」の道を選ぶか、医師を目指すか問われた時に、彼はどういうわけか嫌であったはずの「研究職志向の医師」の道を選んでいる。

彼の場合、その選択が、そもそもの自己変革の始まりとなったようだ。

大阪大学に通いながら、正義感の強い彼は部落差別という実態がこの世にあることが許せずに、自分一人で「部落問題研究会」を探し当てて、その活動に身を置く。それればかりか「医療の民主化」グループ研究会を作った。

「その後、大学に戻って、研究職を目指すつもりで電子顕微鏡の扱いに没頭するんです。それは、面白い。興味深い。しかし、傍《かたわ》らで、当時、大阪民主医療機関連合会加盟の耳原《みみはら》総合病院（堺市）が倒産の危機に瀕《ひん》していると聞くと、『自分に何かできることがあるか』を真剣に考えて行動するんですね。僕という人間は……」

さらに転機が訪れる。

東大阪生協病院の存続が危ぶまれる事態で、三人の青年医師のチーフとして、大阪民主医療機関連合会から「東大阪で民医連の灯を消すな。大阪は一つ。みんなで支えあおう」という願いを託されて、高橋は東大阪にやってきたのだ。その時、一緒に着任した医師の一人が、現医療生協かわち野理事長の藤田昌明医師であった。

「着任したときは、消化器内科の専門医として働きたいと考えていました。消化器の病気を見つけて治すことができる医師にです。消化器病センター開設の夢を描いたりもしていました。そのために最先端の医療技術を身につけて、東大阪地域の人に役立ちたいと決めていたのです」

高橋は自分の医師としての役割と将来をこのように見通し、覚悟を決めていた。

だが、高橋の思うようには、事が運ばなかった。

東大阪生協病院では、弱体化していた医局体制の中で診療活動に追われ、かつて蛇草《はぐさ》病院当時にやられていた「健康調査」に基づく地域密着型の診療も鳴りをひそめ、普通の診療業務をこなすだけで、精一杯だった。

そこへ「半日ドック」を中心とした医療転換の提案がされた。

この新しい提案を、病院全体で受け止める体制にすることが求められた。そのなかで医師としての活動の典型づくりを示そうとしていた。当然、高橋医師にもそのための活動が求められる。もとは「研究職志向の医師」を望んでいた高橋だから、通常の診療以外には、内科医として最先端を行くために必要な研究や資料を読んだり、研修に出かけたりすることが希望だった。けれども、自分のやりたいことだけに没頭しているわけにはいかない事情が生じたのだ。

医局で自分がやりたいことや自分が打ち出した研究課題にだけ大きく時間を費やす生活では、「半日ドック」を入口にした新しい医療の目標は、達成しない。

「新しい医療の実践をするためには、医療生協では地域の状況、患者・組合員の思いや願いをしっかり受け止めなければなりません。この本来の医療活動が不可欠なわけですね」

高橋は考えた。そのことに気づいた医師である自分は、まずその活動の先頭に立たねばならないと。

「自分が医者として一番やりたいことを、一旦脇に置く。そしていまは、病院が地域での医療責任を果たすために大きなエネルギーを出さねばならないことに、しっかり向き合う。それが、自分が到達した答え、結論ですよ」

「自分が導き出した結論でも、それに医療の民主化のために奮闘することを自分の指針としていてもですよ、自分に変化を求めるこの決断は、建前では納得できても、実際には、なかなか難しいことです。専門職の人間の弱さですかね……」

控えめに高橋は自嘲《じちょう》するが、自分で打ち立てた誇りある指針を脇に置くことは誰もがつらい。そう変化させることを求められれば、苦しまないわけがない。高橋は、苦しみを秘めて、やらなければならないことに、立ち向かった。

病院が経営危機に陥るということは、そこで働いている多くの人にも前途が見いだせないことでもある。

病院が傾きかけようと、隆盛を極めようと、基本的に要求される労働量はそんなに違わない。だが、仕事に対する向き合い方が、大きく違ってくる。停滞する空気というものは、新しいことに向かう大きなエネルギーなどを阻む白けムードを蔓延《まんえん》させるのだ。

病院内部の改革では、特にそこが問題になる。改革に取り組む糸口は、だからこそ、そこにあった。

東大阪生協病院では、改善提案が出されたとはいえ、その内容は従来からある医療の考え方とは大きく違うものであった。そのため、即座に理解と合意が職場で広がるというものではなかった。

　まして、その医療本来の在り方を実現するためとはいえ、働き方がどう変わるのかは、漠然としてつかみどころがない。一挙に停滞した気分を払拭して、一丸となって目標に突き進むというわけにはいかないのだ。

　そこで、「半日ドック」実施の意義を知らせながら、〝組合員・患者中心の医療とは何かを一緒に考えよう〟と訴えた。〝医師や医療従事者に求められるものは何かを一緒に追求しよう。そこにこそ未来がある。組合員とともに地域に出よう〟と声を高らかにあげた。しかし、訴えだけでは前に進まない。行動の先頭に立つ人間がどうしても必要になる。

　その役目に目覚めた何人かの「前を行く人」に交じって、自分も、その一人にならなければならないと高橋は思った。けれども、みんなはそれなりの苦しみや辛さを抱えている。そのことがよく見えた。同時に、だからこそなのだが、高橋は、自分の悩みというか、心の葛藤の乗り越え方が、みんなに注目されていることに気がついた。〝自分自身が克服することを求められている〟と感じた。

　「高橋先生は、物腰もしゃべり方も優しく、誰にでも、わかりやすい平易な言葉を意識的に使われる。それでもここぞという時に必ず、タイムリーで思い切った、しかも具体的な提起をするのは、いつも高橋先生なんです。自ら旗をふって、笛を吹きます。またその笛の音色が極上ですので、わたしたちはすぐに踊ってしまうのです」

あるベテラン事務職員がそう話した。

職員に対しても、こんな風だ。

「医療生協の職員は、単に医療に携わる業務だけではなく、地域の状況や患者さんの願いを聞き取ることが大事だ。この『受け止めること』が、『生協活動にかかわる職員の、もう一つの役割』であると、僕は思う」

「それができるようになることが、生協病院の危機を脱却し展望を切り開くことになる。あなたにも、この危機を脱するために一緒にやれることがあるでしょう」

と、まあ、こんな調子である。

確かに、そのころから生活習慣病の増大が、庶民の現実の悩みとして語られていたし、健康をむしばんでいた。

住まいの環境に目を向けると、東大阪には、「生駒喘息《いこまぜんそく》」に代表されるような公害による健康不安が払拭されてはいなかった。

「二四時間働ける体を作ります」といったドリンク剤がコマーシャルで喧伝《けんでん》されるほどに、労働環境の変化が、多くの人の生活のなかに「不健康状態」を常態化させる状況を作り出していた。

その現場に出かけ、話を聞き取ること、健康チェックと健康づくり活動をおこなうことがどれほど大事か、ということである。高橋いわく、

「医療生協である僕らは、まずはまちに出かけましょう。そして、組合員さんと健康チェックをしましょう。医療生協の班会議で血圧の測り方やソルトペーパーを使っての減塩運動や食事バランスチェックで、食生活の改善を求めましょう。住民がスライドで勉強しながら乳がんの自己チェックなどがやれるようにしていく。その合間に、みんなの生の意見を聞きとるのです」

「医師をトップに、職員を八つのチームに分けましてね、それぞれ地域を担当するわけです。わかるでしょう？　わかりやすいでしょう。こうすれば職員誰の目にも地域が見えてきます」

医師が先頭に立って地域に入るという決意を語れば、それを看護師や技術職、事務職員が「いそがしいのに」とか、「早く帰りたい」とか心のなかで思っていても、「できない」とはなかなか言いにくいだろう。

そんな思いがあることは十分承知のうえで、しかし高橋は、〝それは間違っている〟と、決して頭から否定しない。

初めは「いやだな」と思っても、意気揚々《ようよう》と出かける医師に誘われてついて行っているうち

に、医療生協の職員としての魂がゆり動かされ、意義も理解でき、自分の出番を自覚できるようになってくる。

「血圧の測り方一つにも、生活の場面が反映します。朝測るのと、睡眠時は違う。組合員さんが、みんな次々と新しいことを覚えていくのね。そうして自分の体を見つめなおし、しっかり考えるようになる。血圧は看護師さんが測るもの、その結果を見て医師が病気を判断する、自分は薬をもらって飲むだけが医療ではない。そのことを知るのね」

「自分の体を知って、家族の健康を思いやるようになる。その姿を見るのは、楽しいことですね。ねえ、違いますか？」

こんな風に高橋は会話を進める。それは若い時も、今も少しも変わらない。いつも真っ直ぐに、相手の目を見てものを言う。

こうして、自分のやりたいことを脇に置いても、当面大事なことに真剣に立ち向かう。そして人一倍働く。

高橋は物事にかかわる自分の責任をそのように自覚して、自分の意識と存在を、一つずつ踏み固めた。そのことに徹してきた。

みんなその姿を見ている。同じ目標に向かっていればこそ、高橋の人間らしさが伝わる。素直な献身が心に響く。

職場に信頼が生まれないわけがない。

いつの間にか、病院の中の空気が少しずつ変わっていった。それが加速した。

一九八八年、松村千之《ちゆき》が理事長に就任した際に、高橋は、東大阪生協病院の病院長となった。

「まちの中をくまなく歩きまわって住民の皆さんと接しているうちに、自分がやりたい医療をするのではなく、地域から求められている医療を目指すことが、院長の役割であることが身に染みて、だんだん、わかってくるのですね」

「医療は医者がやるものではない。患者が中心というポリシーは、若い時からずっとありました。僕の歩みは、その一本道をずっと歩いてきたという自負にあります。その自負の上に、人は求められて、変わらなければならない、変わることが必要だということも、学んできたと思うのです」

消化器専門医としてこれからの道を開こうと決意したのに、そのための研究などに没頭できないで、我慢が必要だった。それを脇にしてでも、病院再建に必要なことを優先して取り組んだ。

その上で、今度は病院長としての責任を果たすために、何が求められて、どう変わらなければばならないのだろう。

今度は、「変わろう」という決意に至る、いきさつを見たい。

高橋医師に、地域で、あるいは診察室で、患者と開口一番、どんな話をするのかと問うたことがある。

「あなたにとって健康とはどんなことですか? 体の調子が良いこと? ぐっすり眠れること? 適正体重を維持していること? 悩みがないこと? いいえ、それだけではありません」

「私は次のように考えています。『昨日より今日が、そして明日が、一層意欲的に楽しく生きられる。そうしたことを可能にするために、自分を変え、社会に働きかける。みんなが協力し合って楽しく明るく積極的に生きる。そういう状況を作り出すことが、私たちの追求する健康づくりの運動です』(医療生協の健康観)。それは、また、身体だけでなく心の健康な状態で、前向きに生きられる状態のことです」

そのように働きかけるのだという。

今や、病気の中心は、特に高齢化社会の下では、厚生労働省が名づけるところの「生活習慣病」となっていることを知らぬものはない。

古く、一九五一年あたりまでは、死亡原因のトップは結核だった。その後の変遷を見ると、脳卒中、心臓病を経て今日では生活習慣病の一つとも言われるがんがトップになった。感染症の多くは、医学の進歩によって克服されつつある。

「しかし、慢性疾患の大半は、生活の仕方、特に労働の仕方が健康にとって良くないものになっているから、簡単に、『疾病《しっぺい》』に向き合うだけでは解決がつかないのです」

「個人の生活習慣や努力不足だけが原因で病気が起きるわけではなく、その人の働き方、組織や社会の在り方が、病気の大きな原因を作っています」

その通りだ。サラリーマンの長い労働時間や通勤時間、激しいノルマ、東大阪では大きな人口比を占める零細な家内工業にかかわる人の長時間労働、さらに不景気のなかで増える自殺など、高橋は確かに、それらをつぶさに見てきただろう。

「多くの人が苦しんでいる『慢性疾患』克服のためには、病気を治したいという個人の努力とともに、社会の在り方を含めた改善が求められている。だから、今、医療生協の果たす役割が、社会的にも大きいのです」

今の社会に即して、医療生協の存在価値を見ているのである。

医療生協がどういう役割を果たすべきかという前提のもとに、病院長という役割の責任から、自分に決意を迫るということだ。

「自分の人生は一つしか選べないわけですからね。医師として、今まで求めたいとしていた道である『消化器専門分野』で業績を上げることはあきらめることにしました。いま、院長として最も向き合うべきことは、高齢化や社会が向き合っている慢性疾患の典型的な問題点解決のために、奮闘しなければならないということでした」

「まず自分の身の置き所といいますか、医者としてどこに身を置くかということです。結論としては、高血圧や糖尿病など生活習慣病を担当する『総合医』への転身が必要ということでした。それを実行したわけです」

まずは自らの医療観、健康観を見つめなおし、見定めた方向を貫いて高橋は、実践を通して思い・考えを確信に変えた。それを職場の共通の目標につないだ。

こうして東大阪生協病院は、「患者が主人公の医療」をメインに掲げ、「疾病学」の医療から、リハビリテーション、保健予防そして健康増進の医療を目指す計画をすすめた。

保健予防活動では、今や医療生協かわら野全体で「半日ドック」や出張健診などで、年間三万件をこなす。

その数の力は、医療生協を地域にとってなくてはならない存在に押し上げた。さらに、健康づくり活動が、地域の支部単位で中心的に実施され始めると、まちづくりそのものとつながる芽生えとなった。

「地域で、産み、育て、看取《みと》ることができるまちづくり」を目指す「保健・医療・福祉のネットワークづくり」がそれにあたる。

さらに加えて東大阪・八尾地域全体で、「子どもと高齢者が触れ合える」まちづくりを進めたいとするまでになった。


東大阪市、八尾市、柏原市を含む一帯は、「中河内《なかかわち》」と呼ばれているが、かつては旧布施市の大阪市につながる西部を除いては、見渡す限りの農村地帯であった。

そのころ農家の老人たちは、農作業の合間に趣味として「シャモ」＝闘鶏＝を飼った。田んぼのあぜ道の会話でさえ、寸暇《すんか》を惜しんでは「鶏」を語り、日を決めて村中寄り合っては、育てた鶏の「闘鶏」大イヴェントを楽しんだ。隣村との交流もあった。親しい友人の間では「やい（おい）」、「われ（おまえ）」と呼び合う「河内弁」は、ひょっとして若い人たちは知らないかもしれないが、単刀直入さのある開放的な会話として有名だった。

作家の今東光《こんとうこう》（一八九八～一九七七年。『お吟《ぎん》さま』〈一九五六年下期〉で直木賞）は八尾を基盤にして、中河内文化を論じ、小説では天台院という寺の住職を主人公にして、愉快で元気な老人をたくさん登場させている。

「河内音頭」で知られる盆踊りや秋の収穫を祝う「秋まつり」で、村を練り歩く布団《ふとん》だんじりなどが盛んなのは今も変わりがないが、青年が大活躍の祭りであっても、その責任者は、たいてい村の古老が務め、村の良識とされて統括していた。

年寄りが力を発揮する文化は、昔から蓄積された歴史の古さを示すが、戦後産業基盤の大変化とともに、地域に求められる価値観が一挙に変動する。

戦後七〇年余の歳月とともに、見渡す限りの田んぼは、ほとんど消え去った。山間部に通じる部分や駅から遠い地域に「農業」を残して、中心部はマンションが群立し、ぎっしりと庶民の家で埋め尽くされた。その中に零細の工場や作業所が場所によって大きく、あるいは街の中に共存して、混在している。そんななかで地域では、高齢者の人口比率は高いのに、この人たちの元気な姿は一般的には見えづらい。

高橋が病院長としての仕事と地域を振り返って言う。

「高齢者医療を正面に据えた、医療内容の向上を組合員とともに作り上げる医療活動の新たな展開が、絶対に必要でした」

「あの当時、健康不安としてまず訴えられたのは、死亡率第一のがんに対する不安と、老後は寝たきりになりたくないという訴え、認知症にはなりたくないという願いでした」

その願いを腹に据えて医療生協かわち野は、まちづくり・健康づくりの運動である「総合五か年計画」を策定した。そこでは、高齢者から子どもまでの健康や暮らしの要求に根ざしたまちづくりを集団で論議して、次のようにまとめている。

「健康チェック運動を進め、健診・受診運動を中心にした幅広い予防・保健運動に取り組む。ボランティアサークル、高齢者運動の取り組み、地域に根ざした生活づくりと協同の輪のなかで、明るいまちづくり運動を進める。健康まつり、スポーツ、ハイキングその他組合員の趣味や特徴を生かした健康づくり」などが提唱された。

ここでいう「まちづくり」とは、狭い意味での健康という範疇《はんちゅう》だけではなく、生活文化にまで目を向けている。そのような「保健活動からみたまちづくり」なのだ。

「計画」はまず、「保健・予防・医療活動を充実させ、働き盛りから子ども、老人の健康づくりに積極的に貢献できる病院を目指す」と、全住民を対象にすることにスポットを当てる。そして、「慢性疾患・老人医療の取り組み、外来、入院、リハビリ、在宅の一貫したシステムづくり、生涯を託せる信頼できる病院づくりなどを目指す」とある。一貫性の強調である。

「このように、今日における地域やお年寄りとのつながり方が明確に見える形で、運動の目標が立てられたのです」

「そして極め付きが、患者のセルフケア、セルフコントロールを援助することを目的とした

『高血圧グループ特診』の実行です」

もう、高橋医師の独壇場だ。

「実施を始めたのは、一九八九年のことです。『高血圧グループ特診』の内容は、一〇人ほどの患者さんで一つのグループをつくり、医師、看護師、栄養士、薬剤師、検査技師、事務のチームで、毎週の個別診察と、グループでの学習をおこないます。次回までの一週間の実践課題が毎回提示され、その評価を組み入れた四週間のコースです」

「この『高血圧グループ特診』には、二五歳から八一歳までの三〇三名が受診・終了され、生活習慣の改善に取り組まれました」

「いまどき、そんなことをしてくれる病院は聞いたことがない」

取材のなかで、受診者の生の声がほしいと思っていると、事務職の責任ある人が、こう言ってくれた。

「二〇年も経っていますので、可能かどうかわからないのですが、『高血圧グループ特診』を受けた人の『同窓会』を、お誘いしてみましょうか?」

願ってもないことだった。ぜひにと、お願いした。なんと、七人が集まってくれた。

「あのグループ特診には、あらゆる職種の人たちが集まりましたよ。主婦も工員も教師も。

壮観でしたな」

「普通の検査だけではなくて、さまざまな専門職員が入れ替わり立ち替わり、いろんなことをやる。そのなかに、毎週一回一時間、高橋先生の講義がありましてな。これがきつい。先生の話やから仕方がないけど、講義いうても自慢やないが小学校以来まともに聞いたことのないワシがやで、仕事も現場やがな。鉛筆持って、老眼鏡をかけて勉強ですわ。よう、やるわ……。四回目の最終回が終わって、最後にみんなで写真撮ったんです。卒業しましたがな。自分でびっくりしましたよ。あの写真は、今も大事に持ってます」

参加者は若いころの自分に重ねて、大爆笑である。

社交ダンスが若いころから「プロ並み」といわれていた男性は、「僕は日ごろから健康に自信があったのに、心臓病を見つけてもらい、バイパスの手術を受けました。知らんというのは怖い。このきっかけがなかったら、今ごろ死んでいて、ここに来てませんで」と言った。当時四七歳だったという。

高橋医師が言う。

「あの頃は素人が、血圧を測るなんて、あってはならないというのが医療の流れでした。私はこうした考え方に、違和感がありましてね。自分が自分の体のことを知って、何が悪い。そうでしょう。今じゃ血圧測るくらい当たり前になりましたがね。自分の体は自分のもので、医者のものではない。私は、聴診器の音も、患者さんに聞いてもらいましたよ」

この日の出席者で、最高齢の著名な画家（八三歳）は、高血圧を見つけてもらったという。

「自分が高血圧症だなんて夢にも思いませんでした。だってね、普通の健診ではそんなこと言われたことがありませんもの。次から次へと、新しい聞いたこともない提起がありました。いや、驚きというより、感動ですわ。それまで血圧など測ったことがなかった私がですよ。睡眠中の血圧まで測るわけですからね。今ですか？　おかげであなた、血圧は上が一二六で、下が六〇ですわ、えらいでしょう。ずっと自己管理で測ってます」

とても八三歳に見えない顔の輝きを持った人だった。この人はそれ以来、すっかり生協病院のファンになったという。病院には、寄贈された一〇〇号近い彼の絵が随所に架けられていた。

主婦の人もいる。

「診察の時、〝水曜日にあんた、出てこられるか〟と高橋先生に言われたんです。そして、なんやろと来てみたらこの、特診ですわ。〝へ～ェ！〟と驚きましたが、先生がええと勧めてくれたものを、やってみようと思いましてん。いや、驚きの連続でしたが、値打ち、ありました」

三分か五分の診療が当たり前の当時、この丁寧な診療に患者が驚いたのも無理はない。

職員と医師の「よし、やろう」という気合、「どうしても成功させる」という努力と工夫がなければ、決して実現しないだろう取り組みだということが、患者の話からうかがいとれる。

患者どうし友達になった気持ちで握手をして、「九〇になっても元気な年寄りで、また会おう」と卒業の時、言い合ったという。

「患者・組合員が主人公」＝「参加と協同」の医療が、なるほど、高齢者の医療では、「九〇になっても元気なお年寄り」と表現されるように、形として見えてきた。

やがて、高齢者医療の極め付きを目指す内容が、徐々に、まとまっていった。

筑波《つくば》大学と日本生活協同組合連合会医療部会（以下、日本生協連医療部会）との提携による「高齢者の健康づくりプロジェクト」への参加・協力を経て、WHO（世界保健機関）の「高齢者にやさしいまちチェックリスト」に基づく活動になっていったのである。

さらに、高橋はアメリカのカリフォルニア大学のブレスロー教授の研究と提唱をもとに、日本の実情に照らした健康づくりの指標を作り上げる。

日本生協連医療部会の医療活動委員長の任務に就いていた高橋は、誰にでもわかりやすく読めるマンガで編集された『知って得する生活習慣アドバイス集　いきいき健康家族』（自治体研究社、二〇〇〇年）の総監修を務めた。この章の最初（六八ページ）で述べた「7つの生活習慣と2つの健康指標」の普及のための刊本である。

二〇〇二年、筑波大学の研究チームと日本生協連医療部会で提携しておこなう「高齢者の健康づくりプロジェクト」に、全国で五つの医療生協が参加した。医療生協かわち野が入っていたのはもちろんだ。

このプロジェクトは下半身の筋力トレーニングにより、転倒を防止し、寝たきりにならないようにすることを狙いとするもので、評価判定のソフトとトレーニングメニューの作成のために六ヵ月がかりの調査を必要とした。

東大阪では六〇歳以上の組合員で、二キロメートル診療圏内の「半日人間ドック」利用者、糖尿病、高血圧症・高脂血症患者者、支部地域の組合員を参加対象にして参加・協力を呼びかけたところ、当初の定員枠五〇人を大きく上回る一三〇人の応募があった。高齢組合員の健康へのニーズと関心の強さに驚嘆させられた。急遽《きゅうきょ》、医療部会に連絡してエントリー枠を一〇〇人に増やしてもらうという一幕もあった。

この協力者を母体にして「高齢者の健康づくりプロジェクト運営委員会」も発足。「みんなで励ましあいながら、全員でゴール」を合言葉にした。

メディカルチェック、六種類の問診票と調査票、体力テスト結果、二週間の万歩計による運動量測定結果を送付すると、大学からそれに基づく「個人運動メニュー」が送られてきた。

実施してみると、きちんとできている人もいるが、上手くできていない人や、「やり方も正しいのかどうかわからない。一人では単調すぎて面白くなかった」という意見もたくさん出された。

鍛えられている組合員は、不平だけを言って取り組みを投げ出すということはしない。その人たちが中心になって、新しい人にも「毎週水曜日に集まって、交流しながら楽しくやろう」と呼びかけ、工夫もしてグループをつくった。

すると、「この機会に運動だけでなく、自己管理や健康管理についても、学びたい」という要望が出て、このプロジェクト参加者を対象に「保健大学」（本書一一三ページ参照）を開校するまでになる。

この保健大学のプログラムについても、固定したプログラムにこだわらず、柔軟に考えようと「ドックの結果報告書の見方を教えてほしい」「救急蘇生《そせい》について学びたい」といった要望にも応える形で実施された。

もちろんやがて開発・普及された「トレーニングメニュー」は日常の健康づくり活動の中で役立てられた。

このような医療生協の多彩な活動を支える考え方を端的に表わす文章がある。九一ページで紹介した高橋の総監修による『いきいき健康家族』に収録されている「医療生協の患者の権利章典」（一九九一年五月一一日発表）の解説文だ。健康に暮らすうえでの患者の権利と義務、そして公的責任を明らかにしているが、その理念は次のような内容だ。紹介しよう。

「近代国家の基本が主権在民であるように、健康と体の主人公は国民一人ひとりであり、『健康の自己主権論』が基本です。そして医療の専門家は、国民が自覚をもって健康に生きることを専門性をもってバックアップすること、これこそが任務です。健康な時も病気を持って暮らしていても、国民が安心して暮らせることが保障され、一人ひとりも努力する。こんな社会を目指して『権利章典』を決め、取り組んでいます」

高橋の生の言葉を聞こう。

「今後、日本は、『超高齢社会』を世界に先駆けて迎えます。高齢者抜きには地域社会は成り立たない時代に入ります。高齢者を社会のお荷物にするのではなく、まちづくりの担い手としてとらえる。高齢者が主役のまちづくりが不可欠になります。こういう高齢者観を私たちは持っています」

「WHOと連帯して、高齢者にやさしいまち（都市）づくりを進めることを、私たちははじめました。医療生協かわち野でとりくんだWHOの『高齢者にやさしいまちづくりチェックリスト』に基づくアンケート活動では、二四〇〇人という思いもかけない数の回答が寄せられました。高齢者の思い、願い、怒り、叫びが噴出していました。この集計結果からは、当時、医療部会がとりくんでいた『いのちの大運動』の高齢者運動の三つの指標（①ひとりぼっちの高齢者をつくらない　②寝たきりにならない健康づくり　③認知症になっても暮らし続けられるまちづくり）の実状が浮き彫りになり、各支部地域が『高齢者にやさしいまち』になっていくための課題が抽出されました。

「今後、地域の自治会や老人会など住民団体と、協同の輪を広げ『高齢者にやさしい都市宣言』につなげていけたらいいなあと思っています」

では、そのために一人ひとりの組合員や住民に呼びかける生活習慣確立の指標と健康の目標とは何か？　二〇一五年二月に改定された「医療福祉生協の健康習慣」を紹介する。

8つの生活習慣

1）生活リズムを整え快適な睡眠をとる
2）心身の過労を避け、充分な休養をとる
3）禁煙にとりくむ
4）不適切な飲酒をしない
5）適度の運動を定期的につづける

6）低塩分、低脂肪のバランスのよい食事をとる
7）間食せず、朝食をとる規則正しい食生活
8）1日1回以上よごれを落としきる歯みがきをする

2つの健康指標
1）適正体重、適正腹囲を維持する
2）適正な血圧をめざす

この「医療福祉生協の健康習慣」は、〝医療生協の本丸〟である健康づくり活動分野の初の具体的な方針提起であり、指標目標の設定という、新たな運動を全国でつくり上げるための実践的な歴史的提起であった。このダイナミックでかつ濃《こま》やかな打ち出しは、高橋医師個人の発想力によるところも大きいが、「高血圧グループ特診」の五年間の経験による確信にも裏打ちされているといってよい。いわば結果的に、「高血圧グループ特診」は、「医療生協がめざす健康習慣」による健康づくり運動の開始に向けたパイロットスタディ（先導的試行）でもあったと言える。

奇《く》しくも高橋自身が、「高血圧グループ特診」の「同窓会」の最後のあいさつで、こう述べている。

「私は全国の医療生協に『七つの生活習慣』の運動を提起しましたが、その原点は、この『高血圧グループ特診』です。自分自身、非常に勉強になりました。医療観が変わりました。何度も言っていますが、一番苦手な患者は『おまかせ患者』です。自分の変化をまわりの人や医療関係者に、すぐに伝えられるようにして下さい。そして案内の電話がかかってくる前に、率先して『ドック』を毎年、受け続けて下さい」

図らずも、この章の表題である「いのちと健康は、その人のもの」を体現する主体者になってほしいと、今なおよびかけ続ける姿がそこにあった。

（5） 健康をつくる?!

「健康をつくろう」と、医療生協のチラシに書いてあった。

健康に関心が高い人は、この言葉に何の違和感もなく前向きに読み進めるのだろう。が、正直、〝あれっ？〟と、少しひっかかりを覚えてしまった。「健康」という言葉に、「つくる」という動詞を繋《つな》ぐことにひっかかってしまったのだ。このような用法は、従来の日本語の慣例にはないからだ。

それに、そもそも「健康」は「つくる」ものか？　「健康でいたい」、「健康になる」、「健康でよかった」、「健康を喜ぶ」……と、従来から使われている言いまわしをつぶやいてみる。

それで、気がついた。

健康になる前、あるいはそれを喜ぶ前に、「健康をつくらなくてはいけない」と、この人たちは言っているのだ。

時代とともに、言葉の使い方は変わる。その使い方や変化のなかに時代の反映がある。それをこの人たちは目敏《めざと》く、しかも住民とともに歩むなかで見つけ確信に変えた。そして、この表現を紡《つむ》ぎ出したのである。そのことに思い至ると、妙に心に落ちた。

そこで、健康をつくるという「発想」を掘り下げて、活動のありようを見たい。

一番に注目したのは、医療生協かわち野の健康づくり委員会が主催して、毎年九月から一一月の三ヵ月間実施する〝健康をつくる〟行事だ。

「市民みんなで健康になろう　健康はつらつチャレンジ」という。東大阪市と八尾市が後援し、生協の組合員はもちろん、市民ならだれでも個人・グループで参加できる、開かれたチャレンジだ。もちろん参加費は無料。

チャレンジには、一七のコースが用意されている。その要領はこうだ。

まず、個人参加でも良いが、五人以上でグループエントリーすることが望ましい（コースはいくつでもよい）。グループの全員が目標達成したら、「カラダスキャン（体組成計）」「自動血圧計」「万歩計」のいずれかがもらえるという、グループ参加歓迎のプレゼント付き。簡単な記入項目がある申込用紙を郵送もしくは手渡しで提出。折り返し、チャレンジコースの手引きと記録・報告用紙などが送られてくるというシステムだ。
チャレンジコースの項目がまずユニークなので、全部書き出してみる。

1　おてがる　ウォーキングコース
三ヵ月で　何万歩　歩きますか？　万歩計をつけて　毎日の歩数を　記録しましょう

2　身も心もやわらかく　ストレッチコース
いつまでも若々しい柔軟性、生活習慣病の予防・治療にもストレッチは最適。指定のコースメニューを　週三回以上　行いましょう

3　いくつになっても　筋力トレーニングコース
転倒・寝たきりはごめんです。ご高齢の方でも　おうちでできる筋力トレーニング　週三回以上行いましょう

4　朝食しっかり　間食ちょっぴりコース
毎日朝食、間食・夜食はひかえ、規則正しい食習慣を

5　低塩分・低脂肪　グッドバランス食コース
塩分ひかえめ、高カロリーに注意　野菜たっぷり　バランスの良い食生活を

6　むりなく　ダイエットコース

食事と運動で　効果的なダイエットを　三ヵ月間の減量目標を　立てましょう

7　きっぱり　禁煙コース

家族やグループの応援で　禁煙チャレンジを　専門スタッフも　援助します

8　アルコール　ほどほどコース

肝臓にもお休みを　目指せ　完全週休二日制　長時間労働（深酒）も反対です

9　ぐっすり　快眠コース

たっぷり眠って　心身の疲れをふきとばそう　七時間以上の　良質の睡眠を

10　のんびり休養　ストレス解消コース

ゆったり過ごして　あしたも元気　私の休養計画　ストレス解消作戦を　立てましょう

11　おいしく長生き　ピカピカ歯みがきコース

正しい歯磨きのコツを覚えて　虫歯・歯周病を予防　一日一回　五分以上の歯みがきで

口・歯の健康づくりを

12　わたしの　オリジナル健康法コース

教えてくださいあなたの健康法　ジョギング・スイミング・水中ウォーク・サイクリング・エアロビクス・太極拳・ヨガ・エレベーター、エスカレーターに乗らない・駅まで歩く　など、ご自由に目標を立ててください

13　からだにやさしい　ダンベル体操コース
「やわらかダンベル」を使って　中高年でも安心　一〇のメニューで　一日一五分のチャレンジ

14　自然の中で　さわやか　ハイキングコース
大自然を満喫して　身も心もリフレッシュ　五km以上のハイキングに　五回　でかけましょう

15　すやすや　もぐもぐ　わいわい　こどもの生活習慣コース
中学生までのこども用チャレンジコース　睡眠・食事・遊び・学習などから　三つの生活習慣目標をたてましょう

16　いきいき　しなやか　頭の柔軟体操コース
遊び心で右脳を活性化　やわらか頭に若返り　記憶力回復・ひらめくアイデア・創造性の発揮に効果絶大　トレーニング用ドリルを　毎日一回行いましょう

17　ぱっちり、ぱっちり　早起きアクションコース
早起きをして、体操・ウォーキング・ジョギング・掃除・庭いじりなどテーマを決めて、朝七時までにチャレンジしましょう「夜ふかしせず早起き」の習慣づけで生活のリズムを整え、すがすがしく一日のスタートを切りましょう

以上のように、ユニークさだけでなく、敷居が低い。〝これなら、私にもできそう！〟という気安さである。

さて、いきなり結果論で恐縮だが、取り組んだ後のデータ結果を見てみたい。「健康をつくるチャレンジ」全体像について、接近の仕方や関心の度合い、意識や動向が知りたいからだ。

二〇一五年度の取り組みでは、多様な「おすすめ活動」が展開された。参加者は一〇〇九人（グループ参加では一二八グループ）、エントリーコース数はのべ一二七六となっている（重複項目参加者が多いことが分かる）。

一〇〇〇人以上の参加者だから、健康になるための取り組みとしては関心が高いと見てよい。しかも、三ヵ月間を要するのに、参加者はそれらを承知で「やってみようではないか！」ということになっている。地域の取り組みとしては、「大がかりなイベント」として迫力は満点。

この企画で誰もが最も関心を寄せるのは、「途中で挫折せずに、どれくらいの人が達成したのか」ということだろう。

同委員会の「まとめ」によると六五％の達成率だという。記録用紙の提出率はというと七四％だ。これは、達成できなくとも最後まで取り組んだ人が一〇％近くいるということだから、関心度合いの「質」が高いことを示している。参加者は、みんなまじめに一生懸命で達成を目指して取り組んだのだ。健康づくりならではのことだろう。

男女別の参加率を見ると、女性は七三％、男性二六％（不明一％）。つまり、健康づくりへの関心と実践度は、ここで見る限りでは、断然女性が高いことになる。しかも「比率は一〇年間、ほぼ同じ」だという。

参加者の年齢構成に目を移すと、最も高いのは七〇歳代で三五％、続いて六〇歳代の二六％、五〇歳代八％、八〇歳代六％と続く。六〇歳代以上が全体の約七割を占めるのだ。

この比率も「毎年同じ傾向」というから、定年退職や、健康に不安を持つ時期と重なって、「何とかしなければ」の自覚が強まるのだろうか。

一つのデータをもって傾向を類推するのは少し乱暴であるが、ここから導き出されるのは、なぜ、男性は健康づくりに積極的に参加しないのだろうかという、問題である。

男性の多くは、青年・壮年期にはソフトボールや野球、サッカー、登山などスポーツに参加していた人でも、体力の衰えとともにスポーツから遠ざかってしまうということか。そうすると、それに代わる何かに大きな関心を傾けて、高齢期を過ごすことになるのだが、それは何だろう。

それはさておき、達成率の内訳を見ると興味深いのは、達成率が男性で高く七〇％、女性は六五％であること。男性はいったん参加すると、やりきる人が多いようだ。

チャレンジコースの設定では、参加しやすいように誘いかけに工夫があり、項目には専門知識の反映があってユニークであることは確認済だが、これを選択する参加者は、どのコースを目指すのか？　人気を見よう。

断然トップは、「ピカピカ歯みがきコース」で三七七人参加。二位は「頭の柔軟体操コース」一六三人、三位＝「ウォーキングコース」一三五人、四位＝「筋力トレーニングコース」一〇六人、五位＝「ハイキングコース」八〇人、六位＝「ストレッチコース」七九人と続く。

比較的気軽に参加できるものほど参加者が多いことが分かる。理由は定かでないが大きく変動したのが、六位の「ストレッチ」で一四年度では二位だった。

参加人数が少ないものでは「禁煙コース」五人、「アルコールほどほどコース」七人である。一大決心をした貴重な五人、七人というべきだろう。

もう一つ、参加形態のデータを見ると、参加率、記録用紙提出率、達成率をはじめ、「良かった」「役立った」「継続したい」という感想などのアンケート項目では、すべてグループ参加が個人参加を上回る。友達と一緒に参加する方が一人で取り組んだ人より満足度が高いということだ。

この運動は一二年目を迎えた。そこで言えるのは、「継続は力」ということ。参加者の「記録」に書かれた感想は、量の膨大さもさることながら「質」が凄い。継続したからこその凄さがある。参加者の生活の反映と健康をつくろうとした体験による実感の集積があって、貴重な資料になっているではないか。

ここでは「健康はつらつチャレンジ２０１５」の参加者の感想から、取り組んだ人の実感をかぎ取るために、ごく一部だが紹介しておきたい。

●七四歳・女性「ウォーキングコース」

ウォーキングを初めて三年になります。毎日の目標を決めて続けていましたが、三ヵ月で一〇〇万歩目標というのは、面白いなあと思いました。これが貯金だといいですね。大切な体の貯金ですね。夫も歩くようになりました。よかったです。

●七四歳・女性「ウォーキングコース」

ウォーキングを始めたころは歩行時のふらつき、息切れなどで無理かもしれないと思いましたが、二ヵ月目には歩くのが楽しくなり、三ヵ月目は雨の日には傘をさして、歩数の少ない日は家の辺りを歩いたりして歩数を増やしました。

●四三歳・女性「ストレッチコース」

私は痩《や》せすぎなので、メタボ予防よりもロコモ（筋肉や関節など運動器機能が低下すること。ロコモティブシンドロームの略称――編集注）予防のために〝筋トレを始めよう！〟と決心しました。私はストイックな性格で何時も「～しなければならない」とイライラしながら生活していましたが、ストレッチ体操は自分の時間の取れるときに行うだけでもいいとのことでした。自分のペースに合わせてゆっくり行えたので良かったです。筋肉が減少する四〇代の今からせっせと老後のために貯筋生活を始めようと思います。

●六七歳・女性「朝食しっかり…コース」

最初は意識して取り組んだのですが、外食が続いたりすると、すぐに体重に出て、また引き締めてを繰り返しました。歩くのも万歩計を使い一日一万歩を達成していますが、なかなか体重は減りませんでした。

●六八歳・女性「ダイエットコース」

三ヵ月で三キログラムぐらいは簡単にできると思っていました。やっていたときはなんとかいけたのに、終わったとたん、また元に戻ってしまった感じ。食べ過ぎとわかっていますが、なかなか減らせないのが悩みです。

●七〇歳・女性「アルコールほどほどコース」

夕食時、家では夫婦で毎日お酒を少量飲むのが習慣になっていました。この機会に休肝日を作って健康にしたいと思って挑戦してみました。主人も協力的で、二人とも達成感があって今後とも続けたいと思います。

●六四歳・女性「ピカピカ歯みがきコース」

毎日していることだが、五分歯みがきとは長い。同じ所ばかり何度もこすっていたり、パッパとやっていたことが、いかに手を抜いていたかに気づく。こんなにしていたら、歯も丈夫に保たれていただろうと後悔している。

●七五歳・男性「オリジナル健康法コース」

晴天日は寝床体操五～一〇分、外へ出てジョギング五分、近くの公園で一〇～一五分ストレッチののちに、ぶら下がり一五～二〇分。これがこれまでの定番。短い日はハイピッチ、長い日は悠々《ゆうゆう》と楽しく汗をかくことにしている。

●六七歳・女性「ダンベル体操コース」

ほとんどできなかった。健康づくりを意識して、時間を作り取り組まなければ、仕事や時間に流されてしまうことがわかりました。健康づくりの時間を作る努力をして、年明けからでも再チャレンジ。

●六三歳・女性「ハイキングコース」

以前は、観光目的でしたが、最近は、ウオーキング中心の旅をするようになり楽しみが増えました。二〇キロメートル歩いたときに自分の体力、足の力の無さに気が付きました。その後、朝、四〇分程度（五〇〇〇～六〇〇〇歩）週三回歩くようになり、少しずつ足を鍛えています。

●五五歳・女性「頭の柔軟体操コース」

始めたころはきちんと取り組めていたのですが、だんだん問題も難しくなり、忘れてしまったり、できない日があったりしましたので、継続してやることは簡単なようで難しいなあと思います。いろんな問題があり楽しかったです。子どもたちと一緒に考えたり、親子だんらんの時間ができました。

●八一歳・女性「早起きアクションコース」

早起きに心がける。六時起床して、身支度を整える。息子（海外勤務）に元気で毎日何歩あるいたのかと、日常の簡単な報告をメールでする。お互いに生活の心配がなく、規則正しい生活ができた。

感想から読み取れるのは、やはり「健康」は自然発生的に身につくのではないということ。努力と生活のなかで「健康」を意識し、向き合っていくことが大事という自覚だろう。「健康をつくる」ということは、自覚の反映なのだ。

健康にかかわる取り組みの継続と見通しの持ち方では、「ウォーキングで三ヵ月間の一〇〇万歩という目標は『体の貯金』」、「ストレッチで『貯筋』する」と書いて、続ける「楽しみ」を温め育てている人がいた。

このような取り組みに、励ましあうという喜びとぬくもりの大きさがあることを、きちんと自覚して参加している人が、かなりいた。そこに「質」の高さがある。

医療生協には「健康づくり委員会」という組織がある。理事会のもとにある専門委員会の一つで、医療生協の本丸である健康づくりの運動を推進する委員会である。

委員会の前委員長・冨田智和《ともかず》常任理事に、健康づくり委員会は何をやるところか、その仕事・活動とはどういうものかを、わかりやすく教えてもらった。

「医療生協というのは、そもそもが、病気にならないように願う元気な人が入ってくるところです。そのことを前提に考えてみてください。その人たちが健康をどうやって維持するか、みんなで考えて実行するのです」

「健康づくりって、一つには『他人を意識しながら、頑張れる』という大事な要素がありますね。健康を維持する仲間づくりです。二つ目に、どのように健康を維持するか勉強したいという願いを、コーディネートすること……、と言えばわかりますか？」

輪郭《りんかく》はなんとなく、見えてきた。

「何か組織で決まったことを承《うけたまわ》ってそれをやるのではありません。みんなの健康づくりの願いや要求と仲間づくりが実現できる手立てを自分たちで考えるのです。それを考えて、やってみるのです。たとえばね、〝うちの近所の公園で、ラジオ体操がしたい〟という願いが出されたとしましょう。すると、〝よっしゃ。まずみんなにラジオ体操をしようやと呼びかけよう！〟となります。こうして面の広がりを作りますね」

ああ、なるほど。

「この土曜日（六月四日）、『八尾圏健康づくり委員会』ではスーパーマーケット前で、WHO提唱の『世界禁煙デー』宣伝行動をやりました。もちろんその宣伝の一環として医療生協ですから、喫煙チェックもやります。四〇人の市民の皆さんがこの喫煙チェックに参加しました。それとは別に、『禁煙したいと思いますか？』のシール投票を市民に呼びかけると、『したいと思う』に「〇」のシールを貼った人が、百数十人になりました。タバコを止めるという決心にはなかなか至らないが、本人としては健康になりたい願いを持っている。そういう人がいっぱいいるんですね。だから、時どき私たちは、健康になりたい人の心の扉をたたきにいくんです」

「こうした『願いを、実現に変えていく』コーディネートというわけです。アタックの仕方は、学習会を計画したり、形態もやり方も実に多彩ですね」

生活のなかで健康づくり活動の多様な具体化が求められているわけだ。医療生協の住民運動として、組合員の健康要求と密接につながりあって、身近な運動を生み出しながら理念を育てていくのだ。

「医療生協全体、五つの診療圏ごと、支部単位、そして班レベルと、これら全部を統括してみながら大きな観点に立って、健康づくりの日常活動を推し進めているのが医療生協かわち野の健康づくり委員会です」

その大きな行事の一つが、先に見た「健康はつらつチャレンジ」だった。

この多様な健康づくり活動のなかには具体的な人びとの息づいた姿があるに違いない。その注目すべき特徴的な取り組みを、場面や課題ごとに見てみよう。

(5) 健康をつくる?!

禁煙運動を例に、それらをまず見ていくことにする。

「健康はつらつチャレンジ」では、参加者が少ないコースの一つに「きっぱり禁煙コース」があった。なぜ住民はこのチャレンジに、二の足を踏むのか。

健康のための禁煙の必要性、受動喫煙の危険は、今や大きな社会問題である。

喫煙は、死亡原因として最も多いことが知られている肺がんとの因果関係をはじめ、その他のがんとの関係についても危険要因として指摘されている。タバコの煙では、喫煙者が吸い込む主流煙と火のついた部分から発生する副流煙があることも広く知られるようになった。しかも、有害物質はむしろ副流煙の方に多く含まれているから、喫煙中の人のそばに長時間いたりすると健康に悪影響があるといわれて久しい。

それだけに生活習慣改善運動のなかでは、きわめて代表的な課題になっている。また、その大事さは誰でもわかっているが、いざ禁煙を訴える運動となると、習慣性が強いことやそのために感情的な反発を喫煙者が起こしやすいことなど、難しさに目が向きがちだ。

さらに禁煙実行となると、いっそう個人の心の殻《から》に、閉じこもってしまいやすい要素がある。

そういう難しいが大事な問題に、健康づくり委員会はどのようにアプローチするのだろうか。

はなぞの生協診療所圏の健康づくり委員会は、「禁煙推進学術ネットワーク」の「禁煙の日」（毎月二二日）に、「スワン・スワン（吸わん）行動」という名前のボランティア活動を、一年以上続けている。

この命名由来は、提唱日が二二日であったことによる。「2」という数字がスワン（白鳥）

に似ていることが一つ。もう一つは、タバコ吸わない＝スワン決意の語呂合わせで、それを重ねたらしい。

二二日午前、集合した七人の主婦（健康づくり委員）は、診療所外来で診察を受けに来た患者一人ひとりに、「タバコを吸っていますか?」「禁煙したいと思っていませんか?」と話しかける。そこからこの健康づくり運動が始まる。これに同行取材をさせてもらった。

診療所の待合室の壁には、健康のために「禁煙」が必要であることを分かりやすく書いた掲示がある。玄関の「禁煙外来の案内」ポスターのほか、温もりが伝わる手書き「禁煙のすすめ」は特に手が込んでいる。そんな張り紙が大、小いたるところにたくさんある。診療所の心意気と力の入れようが、誰の目にも伝わってくる。

確かに、この雰囲気のなかでなら、「タバコ」についてのかけ声は、それほど浮き上がった印象にはならない。

女性たちは座って順番を待つ人にそっと近寄る。そして、しゃがみ込む。目線は低くが鉄則でにこやかに、ゆるりと語りかける。

「おはようございます。今日はいい天気でよかったですね……」

健康づくり委員会の女性メンバーは、タバコの害について、医療生協かわち野が開いている「保健大学」で、同診療所の所長である石井大介医師から講義を受けている。石井医師は禁煙の診療と指導を自分でおこない、禁煙運動の先頭に立っているのだ。

健康づくり委員会の女性たちには、タバコを吸う家族をもつ人もいる。また、診療所職員でさえ、少数ではあるがタバコをやめられない人がいることも知っている。その職員が、診療所には灰皿がないため近くのコンビニまで行って吸っていることも見ている。それだけ禁煙は難しい。家族に禁煙を勧めると「うるさい！」と怒鳴られた経験も、みんなで話し合ってもいる。

だから決して、無理な押し付けがましい会話はしない。

しかし、「タバコは健康のために良くない」ということは、自分の言葉で、相手の目を見て一生懸命しっかり言う。

会話ができると、健康を気遣う誰もが持っている気持ちに合流していく。すると、「やめたいのですがね。なかなかやめられなくて」という声が返ってくる。それが聞けたら「禁煙外来」につなぐことになる。

診療所には、やめようとする人を励ます「禁煙援助」だけでなく、医師の診察を受ける「禁煙外来」があることは、彼女たちの誇りでもある。その成果が出て、禁煙外来は「今、予約でいっぱい」だという。

この日、声をかけた人は二〇人。

「声をかけてみると、その人の気持ちが手に取るようにわかるし、顔に出ます。だから、タバコを吸うことを決して『悪いことをしている』と、非難しないようにしています。何度も話しかける私たちに、患者さんはそのうちに気が向いて、健康や気がかりなことについて、世間話のように、私たちに気軽に話しかけてくれます。その時の気分は私たちにとっても最高です」

この地域は中河内の東側、特に町工場と零細業者が多い地域だ。タバコを吸う六〇歳代の男性たちが、やむにやまれない体の不調で診療所にやってくることが多い。

病気のことで心がいっぱい、仕事の心配も重なっている人に話しかけて、うるさがられたりはしないのだろうか。

「ごめんね、と対話を避ける人はいますよ。そんな人には『こちらこそ、またよろしく』と言って下がります。『大きなお世話や。ほっといてくれ！』と怒鳴るように怒りをあらわにする人は、ほんとうにまれです。今日、会話できた人は近所で働いている人でしたが、入院していたときは、タバコをやめていたそうです。どうして復活してしまったのかと思って、『いま、やめる気があるの？』と聞いたら、即座に『無理！』と言ってました。体はだいぶ悪そうでした。心配です」

そこにはやさしさがあった。おせっかいを超えたものがある。「辛い時は独りぼっちになららないで、辛いことがあったら、もしよかったら話してみて」という、医療生協の仲間意識である。それがなければ、特に禁煙運動のボランティア活動は、成り立たないとわかってきた。
彼女たちは、そういう粘り強さを身につけていた。

健康づくり委員会の女性たちはみんな「手弁当」だ。お昼になると、午前中の対話の内容を弁当を食べながら話し合う。それが広がって、健康づくり委員会のこれからの活動の打ち合わせになっていく。

「みんなここで話し合うのが楽しくて！　われ先にと話したくてね。時のたつのがあっという間で困ります」

「禁煙の呼びかけは『スワン・スワン（吸わん）の日』だけではなくて、いろんな機会を通じて、例えば日曜健診の時でも、ボランティアをしながらタバコの話はしますしね」

「先月の『スワン・スワン』の時に、ある女性の患者さんが話してくれたんです。その患者さんには四〇歳の娘がいて、ずっとタバコを吸っていて気がかりだった。すると間もなく娘の夫が受動喫煙の影響かもしれんけど、皮膚がんを発症してしもうた。それを聞いた途端、患者さんの夫がタバコをやめたそうです。そういう話が聞けた」

「きょう話ができた高齢者は、杖を突いて診療所に来ておられたおじいさん。糖尿病が悪くてインスリンのお世話になっているのに、『タバコやめへん』いうて『これ取り上げられたら、何の楽しみもないわ……』と笑うねん。典型的やろ。にこにこと人生を達観したみたいに言ってたけど、あの人、やっぱり孤独やなあ。また、次に診察に来られた時に会えたらいいですねと言うたんやけど、会えるかなぁ」

「女性の喫煙については、特に委員会ではよりきめ細かくなりますよ。そこで聞いた話は詳しく出しますしね。何とかしたいの思いが強くて、聞いた話を自分一人で持っているのがもったいないと思ってますから」

「そういえば、三〇歳で子どもができないで悩んでいる人がいてね。しかも、タバコがやめられへん」

そんな会話が弾《はず》んで、健康づくり委員会で報告しあった女性たちは、若い時には様々な職業を経験している。今は主婦だが、話し方は、それぞれ社会体験をベースにした個性があった。

その話しぶりから、女性たちが地道に勉強をしていることやボランティアに参加する気概の強いことがはっきりと読み取れた。生き生きと、包容力のある明るさが際立っていた。

――いっしょに「禁煙」に取り組みませんか？　病院スタッフがサポートします。毎月22日はスワン・スワンの日。禁煙は、ご本人と家族、仲間や医療者が一緒に取り組むことが大切です――

東大阪生協病院にもこんな張り紙がある。ここも、病院をあげて禁煙問題に取り組んでいるのだ。

診察をする医師と日本禁煙科学会認定の「禁煙支援士」の資格を有する指導担当の看護師が連携して運営するスタイルの「禁煙外来」を開設している。医療活動の一環として禁煙外来の仕事が確立しているのだ。

健康づくり委員会主催の二〇一四年度「第四回かわち野文化祭」で、「禁煙ポスターコンクール」を開催した。参加者のシール投票による入選作品は、各院所に貼り出され、スワンスワン行動時に健康づくり委員が身につけるゼッケンに印刷された。

毎月二二日には、背中いっぱいの大きさの、このゼッケンをつけて行動している。もとがポスターだから、彩りも鮮やか。通常よく見られる「文字が書いてあるだけ」というゼッケンにはない、個性派ぞろいである。

「君がいるから、吸わない……」とのコピーが添えられて、ほんわかといかにも甘い恋人同士の会話を連想させる。乙女チックな絵柄が大胆だ。これを背広の背中に貼りつけて、五〇代後半と見られる男性職員が書類を抱え、しかつめらしい表情で院内廊下をスタスタ歩いていた。

初めてそれを見たとき、不釣り合いさに思わずギョッとして足を止めた。一呼吸置いて、このユーモアにワハハハハと思わず笑いそうになった。

しかし、見渡しても誰も笑っていない。多分もう見慣れているからだろう。けれども、やはり可笑《おか》しい。周りはどうでも、あるいはひょっとしてゼッケンをつけたご当人に失礼かもしれないが、どうしても可笑しくてたまらず、忍び笑った。

もちろんまじめなストレート型のゼッケンもある。

「喫煙はあなたの肺を汚し、寿命を縮めます」「タバコを止める!! 意思と決意を禁煙外来がサポート。今すぐその門を、たたこう」

絵が主流のものには、花咲か爺さんが、肺（内臓）に花を咲かせている絵が描かれていて、さりげなく一言、「ノースモーキング」とある。

この「花咲か爺さんゼッケン」は目立つし、見とれる。その迫力だけでなく、なんとなく笑えそうになる余韻《よいん》を含んでいる。それをたぶん予測して、ゼッケンにしようと発案したのだろう。すごいなあ、一捻《ひとひね》りして、深刻ぶらない河内のユーモア精神テンコ盛りだ。

東大阪生協病院では、二〇〇六年に病院敷地内での禁煙を決めた。一一年には「禁煙の具体的方針」を決め、以来、毎年「禁煙」の課題を具体化しているが、一四年からは紹介済みの

「禁煙の日」＝スワン・スワンの取り組みが始まっている。外来患者だけでなく、健診の利用者にも禁煙を勧めて「禁煙外来」受診を案内する「禁煙チャレンジ行動」の一つである。

この「禁煙チャレンジ行動」では、日本生協連医療部会がカリキュラムを作成している「禁煙アドバイザー・禁煙推進員養成講座」を開設し、「保健大学」では、医師や看護師・薬剤師が講師を務めて禁煙講座を開講した。

健康づくり委員会のメンバーでもある外来看護師長・中田晶子《しょうこ》に聞いた。

「アドバイサー養成の要点ですか？　ポイントは二つですが、一つは禁煙のための生活上のアドバイス。二つ目は患者さんの気持ちの持って行きどころです。この他にもありますが、大きいものはこれですね。もちろん、医療現場ではカウンセリングなどがあるのですが、専門家がやるべきことはそれとして進めつつ、みんなが知識をもって活動にあたることを重視するというのが、共通した観点です」

そういえば、医療生協かわち野の健康づくり委員会が掲げる「二〇一四年度の活動方針」には、「『禁煙チャレンジ』から『禁煙成功』に導く企画を立案し、具体化します」と書かれている。

「チャレンジ」から「成功」という大台へ、これまでの前進例をさらに進化させようということだ。この職員と組合員の努力と協力が実って、禁煙成功に導く具体的な活動を一日も早く、成功例を伴って聞きたいものだ。

さらに、この活動方針には「行政機関・関連団体・地域団体などに、協同で取り組む健康づくりの活動を投げかけます」とも書かれている。地域全体でおこなう禁煙運動に発展させる、医療生協かわち野ならではの提案と具体化に期待が高まる。

最後に、東大阪生協病院で出た話題で気になった職員の喫煙について聞いてみた。

一呼吸あって、中田晶子外来看護師長はゆっくりめに話し出した。

「職員が、職員に対して禁煙の訴えですか？　やりますよ。組合員さんに禁煙を呼びかける職員が、たとえ事務職員であってもみんな同じ立場ですからね。『タバコを吸うというのはいかがなものか』と、医療にかかわる者として基本姿勢が問われますからね」

「入職の経路その他でそれ以前に喫煙していて、たまたま克服しきれていない人もいるわけでしょう。これは他の問題と違って、職員といえど禁煙成功の目安は患者さんと同じ。心の健康が必要とされます。だから多少、時間がかかることもある。温かく見守りますが、あらゆる機会にきちんと問うていくことが大事です。ここで働くにふさわしい人間として育ち合おうという呼びかけを、決していい加減にしないということでしょうか」

聞いたことに即座に、打てば響くように正直に応えてくれる看護師長だ。

「こんなところで、よろしいでしょうか?」と微笑んだ師長の笑顔に、こちらも一息ついた。

喫煙問題は、医療生協が職員と組合員を挙げて取り組んでいる。生活習慣改善アプローチから始まって、禁煙外来の設置へ、目に見える形で一丸となって進めてきた。

その具体例を見たうえで、「医療生協の患者の権利章典」の意味を考える。

この権利章典は、医療生協の原点そのものを示している。そこには、この権利章典が「組合員のいのちをはぐくみ、いとおしみ、そのために自らを律するものです」とあり、「同時に、組合員・地域住民すべてのいのちをみんなで大切にし、支えあう、医療における民主主義と住民参加を保障する、医療における人権宣言です」としている。

二〇一〇年七月、日本生活協同組合連合会医療部会は、日本医療福祉生活協同組合連合会の設立により独立し、一三年六月、「患者の権利章典」を「医療福祉生協のいのちの章典」へと発展させた。

医療生協が取り組む禁煙運動とは、そのような「いのちの平等」や科学とヒューマニズムに基づいた生きざまを問うものだということだろう。この活動は、そこまで深い意味合いをもっている。

では、禁煙運動に続いて、「健康づくりの担い手養成」に目を転じてみよう。

自分の健康にしっかり向き合う、日常的な健康づくり活動がおこなわれるようになって、医療生協では組合員のなかに、その担い手、指導者というかまとめ役・励まし役となる個性豊かな人たちがたくさん育った。そして、いまも不断に育っている。

医療生協かわち野では健康づくり委員、保健委員、運動サポーター、禁煙アドバイザー・禁煙推進委員、歯みがきセミプロ、食のアドバイザー、子育てサポーターを「健康づくりサポーター」と呼んでいる。

そのための養成講座が盛んなのは言うまでもない。

そのなかでも、各診療圏に年間行事として今や完全に定着しているのが、五種類の「健康インストラクター養成講座」と、「保健大学」だという。

そのなかで、五種類の「健康インストラクター養成講座」に注目した。

このインストラクターは、誰が養成するのだろうか。

病院や診療所の中で医師や栄養士や看護師、理学療法士といった人たちが、それぞれの本業延長線上の課題として、組合員に健康づくりのインストラクターを養成する場合もある。

だが、医療生協かわち野では、それ以外に「健康運動指導士」という専門家がいた。

宮井篤《あつし》（三六歳）がその人である。

鳥取大学で「保健体育」を学んだ。通常ここを卒業した人たちは学校で保健・体育の先生になる。一方、いま話題の、「健康づくり産業」の施設であるスポーツ・ジムやフィットネス・ジムのインストラクターの道を選ぶ人もいる。

宮井も卒業後には、新しさにひかれてフィットネス・ジムに就職した。しかし、そのうちに悶々《もんもん》としてきた。「何か違う」という思いが膨らんだのだ。

ある日、見るともなしに、和歌山の実家で寝転んで新聞を広げていたら目に飛び込んできた。「あれっ?!」と思った。新聞広告の求人欄には「病院が健康運動指導士を募集している」とある。「見つけたんです」と、目を輝かせて言ってくれた。

「学生時代の夏休みに市役所で保健衛生の仕事を手伝ったことがあったんです。住民の笑顔に接して、〝ああ、いいなあ〟と思った記憶がよみがえりました。広告で示された仕事の内容を心で何度かなぞりましてね。特定保健指導をして、それを受けた人たちの生活改善まで見通すとあるんです。そういう人間らしさがいい。〝これだ！〟と思ってね。その新聞をつかんで、即、東大阪生協病院を訪ねたんです」

二七歳の時だ。

仕事は多岐にわたる。高齢者の集まりで、たとえば、介護予防の新しいエクササイズである

「スクエアステップ」（高齢者の転倒予防、認知機能向上をはじめ成人の生活習慣病予防などに効果があるといわれるエクササイズ）の普及と実践指導をおこなった。医師の指導とタイアップした体力測定などを実践しつつ、「健康づくり健診」などもおこなう。

親しみやすい笑顔で物おじしない彼の性格は、「まあ、かいらし（かわいい）兄ちゃんが来たな！」とお年寄りからは、大歓迎された。

今年（二〇一六年）で入職から九年目になった。実践指導は丁寧で評判が良い。病院・診療所はもちろん、介護施設、医療生協の支部・班から引く手あまたで、「体がいくつあっても足りない状態」が続いている。

宮井は「ここに来てよかった」と、神妙に言った。

「勉強嫌いだった僕が、今は必死で勉強してます。日々、新しい実践が生まれますしね。勉強しなければならないことがいっぱいある。こんなことをいう僕を見たら親は仰天するでしょうね。人間、変わるもんですね。何より、医療生協という職場に出合えたことがうれしい。僕に合ってます」

宮井に誘われて、試しに、「スクエアステップ」実践のグループの仲間に入れてもらって体験をしてみた。

ここには、養成講座を卒業したリーダー田中佐知子《さちこ》（六九歳）＝医療生協かわち野理事＝がいた。とてもその年齢とは思えないはつらつと美しい「リーダーさん」だ。

太極拳を三〇年続けているという、いわば健康づくりのベテランである。それが、ボランティアで役立ちたいと一念発起。リーダー養成講座を受けて「これならできる」と自信を持ったという。

集まった組合員は一六人。ほとんどが高齢者で、なかには「高齢の母を連れてきた」という五〇代と見られる女性も交じっている。心療内科で「脳に萎縮がみられる」と診断された女性もいた。独居の高齢男性は「家でテレビを見ていても一方通行で、味気なさを感じていた。電車に乗ったとき急ブレーキをかけられ、バランスを崩して足腰が弱っているのを自覚した」という。それぞれに、このままではいけないという思いがあった。

その人たちの足元に畳一畳分より少し長い目のマットが敷かれていた。そこには足が載せられる大きさの、碁盤《ごばん》のような升目《ますめ》が書いてある。その升目の指示通りのところに足を運ぶのだ。ステップだ。

初級は右足、左足真横に動かすだけで簡単。ところがだんだん斜めや二つ斜めとか、高度になっていく。その位置に足を動かすことを要求されると、戸惑い、難しくなる。しかし、身体を動かすゲーム感覚で、とても面白い。病みつきになりそうだ。

健康運動指導士の宮井は教えてくれた。

「スクエアステップは、従来の運動型教室より転倒リスクを低減しています。生活機能と心理社会機能に着目していますから、楽しみながら介護予防などに取り入れられることになるでしょう。転倒予防機能・認知機能の向上を目指せますよ。それに、子どもからアスリートにも適用できる将来性のある新しいエクササイズなのです。週に一～二回、三～六ヵ月で効果が現われますよ」

リーダーの田中は、その立場から留意点を付け加えた。

「エクササイズは一九六パターンありましてね。そのパターンを頭で理解して筋肉に伝えるという訓練ですね。参加している皆さんには、お一人ずつ、慌《あわ》てさせない、競争させないようにしています。他人と比べないことが大事な押さえどころです」

「マットの半分以上進んでから、次の人のスタートへとつなげていきます。初歩を一生懸命訓練している人もいれば、相当進んだことができる人もいる。みんなそれぞれでいいのです」

ストレッチ体操のリーダー木花秀代《このはなひでよ》（七四歳）にも出会って、もっと驚いた。若い！　元気が溢れている。

この日集まった十数人の女性たちは、木花と同じくらいか、もう少し年下といったところか。体操のなかで五〇〇ミリリットルのペットボトルに水を入れて各自に適した重さに調節し、これをダンベル代わりに両手に持っていた。

リズミカルなダンスのように、「1、2、3、4」と響かせる。声だけ聞けば木花は乙女のようだ。

この人たちは一三年前、「高齢者の健康づくりプロジェクト」に参加して以来のメンバーである。「終わっても、楽しいからやりたい」と、毎週二回トレーニングをずっと続けている。良く続くものだ。

休憩の合間に木花が、こんなに長く続いているわけを話す。

「筋トレでどれくらい強くなったかとか、みなさんの健康への関心度の高さに応えるために、体の柔らかさや目をつぶって何秒立っていられるかなど、六種類の測定もやります。おまけに桜を見に行ったり、お茶会も開きます。家で、一人きりで筋トレはなかなかできないでしょう。楽しいから続くのではないかしら」

「つい先日は、八七歳の人が入りたいといってきましたよ。『新しいことは、なかなか覚えられないがいいですか?』って聞かれましたが、私たちは、大歓迎です」

終わってから参加者に感想を聞く。

「足が動きやすいし、肩こりが治る。悪いところがないよ」

「一年くらい続けたら、足が速くなっていた。手足の痛いのがなくなった」
「なにより、やった後の爽快感《そうかいかん》がいい。その上で筋肉がついたらなおいい」
「乳がんをやって、いま肺がんがある。それでも、できることはやった方がいいと思ってここにきている」

女性たちが終わって汗をぬぐう姿は、上気して生命力にあふれ、なかなか良かった。

健康運動指導士の資格を持つ宮井が「勉強になります」と言っていたことは先に触れたが、その「勉強の場」の一つに医療生協八尾クリニックの「健康づくり健診」がある。これは、先の「高齢者の健康づくりプロジェクト」のとりくみにより作成されたＴＲＡＰＲＯ《トラプロ》という体力評価結果による運動プログラムの作成ソフトを使ったシステムである。医師によるメディカルチェック、体力評価、トレーナーから提示された運動メニューの実践、最終評価をおこなう三ヵ月間のコースとなっている。

参加対象者は患者ではなく、すべての組合員である。

開始してもう九年目になり、すでに二〇〇人以上の人が卒業している。その中には、個人的に運動習慣が身についただけでなく、インストラクターとして活躍したり、さまざまな生協活動に旺盛に参加するようになった人がたくさんいる。

そこで、宮井とともに八尾クリニックに行く。

この日の参加者は、七一歳の男性と七四歳の女性。どちらも薬の服用などはない。悪いと自覚するところもない。女性は普通の主婦の生活だという。男性の方は、焼酎一合を毎日飲む。タバコ歴は五〇年で一日一箱未満。天気が良いと毎日一時間さっさと歩く。ただし、冬は休む。

聴診器で胸の音を聴いたり血圧測定などの後に、「めまい、息切れはないか、ひざの痛みはないか、胸の痛みはないか」など医師の診断がある。

医師が丁寧に優しい表情で、患者に体力測定と体力アップの取り組みの概要を説明した。

「体力測定をして、年齢から見て標準か否かを調べます。それから、三ヵ月間のあなたの体力に合ったトレーニングメニューを作ります。これにはマシーンも使います。三ヵ月後にどれだけ改善したか変化を見ますが、よろしいか？」

二人は神妙な顔つきで、うなずいて医師のもとを去った。

トレーニング室で待ち構えているのはインストラクターの宮井だ。一転してリラックスムードである。

一通り、服用の薬や病名などをもう一度言わせて、確認している。

宮井の指導で簡単なストレッチ体操の後、体力測定にかかる。

体力測定は六項目あったが、中学校などで一般的に体験したそれとは似て非なる厳密さだった。ストップウオッチや動きの距離設定のメジャーの使用も厳密だったが、身体の動かし方にもきちんと指示を出す。

測定内容を具体的にいうと、握力、腹筋、柔軟性、平衡感覚（バランス）、調整力などである。例えば、腹筋はおなじみの、仰向けに寝た姿勢で足首を抑えられて、上半身を何度起こせるかというあれ、である。女性は涼しい顔つきで決められた時間内に一二回もやり遂げた。男性は一〇回だった。筆者などは、二回ばかり顔を真っ赤にして起き上がれたら、やっとではないか。

なるほど、体力測定を拝見させてもらったが、二人の数値は筆者などが及ばないほどだ。素人目には二人とも「一級の健康者」である。〝これ以上にどのように健康になるのか？〟と、改めて聞き返したいほど体力があると思えた。高齢者の健康の定義とは何かを、考えさせられる一幕となった。

宮井は高齢者の健康について、こう言う。

「高齢者がみんな均一な体の状況を持っているわけではないのです。年齢とともに個人の多様性が増します。それが大きな特徴です。私たちはそういう認識を持っています。だからそれぞれに応じた条件環境を作り出し、健康増進を後押しできるよう、専門的な知識を応援に生かすことが大事です。人生すべての段階で、こうした手助けができるようになることが、理想なのです」

宮井に言われて、雑駁《ざつぱく》な俗論に左右されていた健康観に恥じ入る。

そこで、改めてWHOの「アクティブ・エイジングの提唱」を思い起こした。

原文の英文が、ドイツ語、フランス語、スペイン語、ポルトガル語、中国語など各国語に訳されているが、日本語への訳書（日本生協連医療部会訳編、萌文社、二〇〇七年）もある。その「高齢者の健康認識」を世界的水準で同感し合いたいではないか。

少し長いが引用しよう。

「『アクティブ・エイジング』とは、文字通りアクティブに年を重ねていくことである。有意義に歳をとるには、長くなった人生において『健康』で、社会に『参加』し、『安全』に生活する最適な機会が常になければならない」

WHOは、この高齢者の「健康」「参加」「安全」の「三本柱の行動」を促進する政策的対応の必要性を唱えている。

高齢者が健康で安全に暮らしながら、社会（地域）活動に参加して、その貢献が評価されるように、高齢者自身がそういう主体になっていくことを育むような地域に変えていくまちづくりをすすめようという世界的なアピールである。

そうしてみると、例えば医療生協八尾クリニックの「健康づくり健診」は、高齢者を「健康」「参加」「安全」へ導く、ＷＨＯの「高齢者にやさしいまちづくり」のアピールに応える典型的な活動の一つと言えるのでないだろうか。

ここに医療福祉生協の「健康をつくる」の真骨頂を見たような気がする。

（6）「参加と協同」の健診活動

「今はもう、仕事がなくて医療どころではない」――そう思っている人はいないだろうか。健康に不安があっても受診して病気だと言われたらどうしよう。そのうえ、「入院だ」などと言われたら……。そんな不安が、働き盛りは言うに及ばず、比較的年齢が高い世代をとらえている。この恐怖と言ってもいいような不安が、ほとんどの人の心に潜《ひそ》み、大きく沈殿している。

その不安を打ち消したい庶民の心を見透かして、「健康補助食品」がもてはやされている。テレビでは毎日のようにと言うより、数十分おきに聞かされる。足腰の痛み解消をうたったものや、肝機能改善とか野菜不足解消のサプリメントの広告が幅を利かせているのだ。しかも高い。高いことで質の良さを約束しているかのように思わせ、通販では〝初回限定！　大幅割引き！〟と購買心をくすぐる。この「商品」の効き目はともかく、爆発的な販売市場を確保することになった。

これは、国民にとっては重大な事態ではないか。

そのうえ、この国民の健康不安現象には根拠がある。誰もが安心して医療が受けられることを目指していた「国民皆保険制度」が、大きく変質したからだ。医療費が嵩《かさ》むようになり、庶民にとっては医療機関の敷居が高くなった。それに拍車がかかって二一世紀の医療事情が、大きく変化してきている。

そのため、医療保険の中だけでは、国民のいのちと健康が守れなくなり、医療機関そのものも生き残れないという事態が特殊な話ではなくなった。

そこで日本の医療の現状について、高橋泰行《やすゆき》医師（六九ページ参照）から話を聞くことにした。医療不信やつくられた健康ブームのなかで、医療現場の最前線はどうなっているのかと。

「大事なポイントがあります」と、彼は言った。その柱は、四つ。

「一つ目が、非常に残念ですが、医療事故・医療ミスによる報道が相次いでいることです。医療に対する国民の不信が募るのは当然ですね。だから、医療機関・医療従事者は、もう一度自分たちのスタンス、医療の在り方を見直さなければならない。そういう時に来ているんじゃないでしょうか」

「二つ目に、人のいのちを預かる限りは、どんな立派な理念を掲げていても、医療というものには『絶対的な安全』はないと肝に銘じる必要がある。医療はある意味では本当に危険なものです。不確実な要素をゼロにはできません。それも含みこんだ医療の営みを、私たち医療従事者は毎日やっています。だからこそ、それをより安全に、より確実なものにしていくために、患者さんと医療機関が信頼という基盤のもとに『協同の営み』をおこなうようにする。この発想がなければ、実は本当の安全な医療は、実現しないんじゃないでしょうか。それがだんだん鮮明になってきたと思うのです」

ところが、政府と大企業が中心となって、戦後の歴史のなかには見られなかった、協同とは真逆の対立や競争を煽《あお》り、医療や介護の「営利化」を進めている。近年典型的なのが、「介護」の分野ではないか。

「介護保険だけではありませんが、最も特徴的な表われ方をしているは、やはり『介護』の分野でしょうね。明らかに介護や医療をお金儲《もう》けの対象としてきています。これが三つ目」

「政府が医療分野の規制緩和を打ち出して、国が負担していた従来の医療費を削減し、患者や利用者の負担が増えました。しかし、それに止《とど》まっていない。その公的な医療や介護を削ったうえで、民間企業参入の条件を保障しました。企業の儲けの場にするということですね。この流れが最近はうんと、加速しているように思います」

「その背景にあるのが『商業的健康観』です。国民に健康不安を煽っておいて、『健康〇〇食品』とか宣伝する。それがバカ受けじゃないですか。これは作られた状況ですね。

僕はその背後に、ちょっと聞きなれないかもしれませんが、『健康の自己目的化』があると思いますよ。言い換えますとね、健康だけが一番大切な、人生最大の目的であるかのような、そういう『健康観』なんです」

政府はそういう商業的健康観が進みやすいように、「疾病《しっぺい》の自己責任論」を出してきているとも言える。

「そうです。四つ目がそれ。疾病の自己責任論に基づく政府の健康戦略です。これは、二〇一四年の医療介護総合確保法や一五年の医療保険制度改革関連法で、審議も非常に不十分なまま一括法案という形で通してしまいました。簡単に言えば、患者や利用者を病院や介護施設から追い出して、制度利用からの『自立』を強要するんですね。そして、お金がある人とない人で受けられる医療を差別する。政治が、医療・介護に格差を持ち込むのです。健康や病気は自分の責任だという論理で、国が国民の医療・介護を受ける権利を奪うわけ。許せますか」

「その一方で『健康増進計画』として、国は二〇〇〇年に『健康日本21』という健康戦略も打ち出して、地方自治体に押しつけました。市町村レベルでも、ここ東大阪市では『健康トライ21』という健康増進計画を〇三年四月に施行しています。しかし、一三年経ちますが、全体として見るべき前進は得られていないようです。二〇一三年からの第二次計画では一応『健康格差問題』が取り上げられたものの、保健指導だけで格差解消を期待するのは、どだい無理でしょう。もっと広い視野に立って、社会環境を改善させることがどうしても必要なんです。

同時に、この広い視野で取り組んでいこうという見方・考え方が、多くの人たちの共通認識になりつつあることは力強いですね。とりわけその具体的な運動が、ここ医療生協かわち野のなかで確実に育っていることは嬉しいことです」

まさに、混沌《こんとん》の時代だからこそ、庶民の健康に真の未来を見いだすには、国民の立場に立った智力と熱いハートの座標軸がいる。

国や自治体の諸制度の変更が、医療機関の利用状況に大きな影響を及ぼすことがある。ここでは、医療生協かわち野が、こうした局面を職員と組合員の「参加と協同」の力で乗り越えてきたとりくみを紹介したい。一九九七年四月、消費税が三％から五％に上がった。この国民生活全般への重圧の上に、健保本人負担率が一割から二割に引き上げられ、さらに九月からは老人医療の自己負担金が「月一回四〇〇円」から「一回五〇〇円の月四回までの徴収」という追い打ちが始まった。多くの高齢者にとっては四〇〇円から二〇〇〇円へ一挙五倍に跳ね上がる。たまったものではない。当然のように病院・診療所への足は遠のくことになる。

一九九七年度末現在、医療生協かわち野では、四〇歳以上の組合員は五万人に達していた。

当時、東大阪生協病院の健診課長だった尼谷隆志《あまたにたかし》（五九歳）にきいてみた。

「なんと、組合員のうち、『半日ドック』の利用者は年間四〇〇〇人少しではありませんか。一割に満たない状況なのです。利用対象者がこんな身近に圧倒的にいながら、『ドック』の利用案内が十分にされていない。あまりに規模が小さい。『攻め所はここだ』ということです」

またしてもカギは、「半日ドック」か。

「そうです！　ドックです。徹底的に、ドックです。健康な組合員への働きかけのドックです。原点です」

さて、その提案だが、度肝《どぎも》を抜いた。

「四〇歳以上の組合員に、一人残らず年一回以上『ドック』の利用案内をする。その連絡がすべての人に入るようにする。五万本の電話ですよ。それを実現するために、全病院職員による電話行動の提起をしました」

全職員というと？

「文字通り、全職場の全職員です。例外はつくらない。すべての職員による『ドックお誘いの電話行動』を、心を込めてやろうという提起です。例えば看護師も患者に触れる機会の多い外来だけとかいうのではなく、入院も訪問看護も含めたすべての看護師です。技師やリハビリのセラピスト、給食部門の調理師などコ・メディカルの職員も、すべての職員が例外なく『医療生協の職員ならだれもがドックの利用案内ができるようになろう』ということです」

直ちに、電話行動用のリスト発行ができる「健診ソフト」の作成を管理業者に発注した。同時に、全職場から健診担当者を選出して「健診担当者会議」も立ち上げる。

出来上がった「健診ソフト」で発行した「電話案内用リスト」を各職員に渡し、毎月一〇〇〇人ほどの組合員への電話案内をおこない、行動後の報告書提出を求めた。

これに応えた全職員の心意気や必死さというか、〝何からでも、やる〟という団結は、〝お見事！〟だ。

「その結果、一年間で、東大阪生協病院の『ドック』利用者は二五％増となりました。全職員の奮闘で結果を出すことができ、職員の底力を実感できた得難い体験でしたね」

尼谷は上気して、そう言い切った。

「従来、東大阪生協病院の健診は、健診業務に専任しているのは、健診課の事務職員だけでした。医師・看護師・技師は各診療分野を兼務していましたので、健診は『全職員参加の医療活動』ではあったのです。けれども、この電話行動の開始によって、それが変わりました。健診は『全職員参加の医療活動』であるだけでなく、『全職員参加の組織活動』であり、結果として『全職員参加の経営活動』でもあるという、今に連なる位置づけとスタイルを確立したのです」

この全職員参加の電話行動は定着した。初年の燃えるような頑張りによる結果と自信は、地域組合員に支えられたものだった。それだけにこの職員と組合員の協同は、医療とは何かを確信させ、強固な継続力を育んだ。医療生協かわち野では、一八年目を迎えてなお、「全職員参加の電話行動」は診療所を含めて実施され、病院の健診担当者会議も毎月開いているそうだ。

医療生協らしい活動を徹底して追求するなかで、医療生協かわち野では、職員と組合員が協力・協同する強い絆を紡いだ。それは簡単なことではなかっただろう。

二〇〇一年に刊行した『三〇周年記念誌　輝いて未来』には、その経営改善評価や組合員も一丸となった様子については、大要、次のように書かれている。

〝医療生協運動にとっても、剰余が必要なことが明確になりました。『組合員の健康を守り、良い医療確保のため』という理由がハッキリしたからです。だから、青空健康チェック、出張健診、半日ドック・日曜ドックなどを、各支部が自覚的に取り組みました。それを受診者増につなげ、組合員・出資金増やしなどで、財務改善に役立てることになりました〟

二〇〇八年のリーマン・ショックによる世界金融危機の発生で、日本にも不況が広がった。大企業はこの不況を口実にして、大量の派遣労働者、期間労働者から仕事を奪い、食と住まいを奪い取った。年末に公園で、住まいを失った人のために温かい食料を提供するボランティアの姿が、テレビで連日報道されたから、記憶している人も多かろう。

そのなかで、列島騒然となるほど多くの反対の声が上がったにもかかわらず、それを無視した形で「後期高齢者医療制度」が二〇〇八年四月にスタートした。

七五歳以上を対象とした「後期高齢者医療制度」とは、対象者一人ひとりに介護保険料と合わせて一ヵ月約一万円の保険料、医療費自己負担は一割を課すもので、「後期高齢者切り捨て方策」と言われるものだ。

(6)「参加と協同」の健診活動

この新制度と同一根拠法である「医療制度改革関連法」の施行により具体化された「特定健診・特定保健指導」は、国の健診制度の大改変となった。それまで実施されていた「自治体健診」を「保険者健診」に制度変更することにより、国は保健予防における公的責任を放棄したのである。

しかも、健診内容は「メタボリックシンドローム」に限定するというものになった。

介護療養病床の廃止や医療療養病床も六割削減などを二〇一二年までにおこなうことを定め

た一連の関連法も可決された。これによって診療報酬の引き下げ、患者負担の引き上げ、平均在院日数短縮、リハビリ日数制限がされることになり、看護基準改定による看護師不足なども加わって、すべてに国民負担が強いられた。

医療費削減だけが目的の改定である。国民にとっては何一ついいことがないと言われるゆえんだ。「高齢者は早く死ねというのか」と怒りが爆発した。「高齢者医療」の大転換がこうして、実施されたのである。

「特定健康診査」への移行は、実施母体が自治体から保険者に移るだけでなく、特定健診の検査項目は、自治体健診時の「基本診査」の検査項目から、血液検査の一定項目と、心電図、眼底カメラの生理検査が削除された。

当然この委託費が減額となる。

それは金額にして一人当たり五二〇〇円。医療生協かわち野の当時の健診実施規模から見ると、年間で六四八四万円の自然減収・減益になるという試算となった。

尼谷は言う。

「乏しい科学的根拠でメタボリックシンドロームに限定した健診そのものにも大きな問題がありますが、実施主体を自治体から保険者に移したということは、国の公衆衛生の向上と増進の責任を放棄する憲法違反だと、医療従事者のほとんどが怒りの声をあげましたよ」

「それに社会的要因を考えないで、生活習慣の改善だけを求める保健指導は、健康の『自己責任論』の強要でしかないでしょう。こんなものでは意欲的な生活習慣の改善にはなりにくい。さらに、健診受診率と保健指導の成果によって後期高齢者医療制度の拠出金額を増減するという制裁方式のやり方が持ち込まれましたが、これは非常に危険です。『不健康人』のレッテルを貼られることになりますから、社会的排除を受ける危険性があり、プライバシー侵害につながりかねないということです」

「僕たちはこうした問題点をひとつずつ学習し、共有しました。公衆衛生への公的責任の放棄だけに止まりません。それがなくなれば、保健予防分野への民間企業の参入が始まります。表裏一体なのですね。すると市場原理による『保健予防の市場化』に拍車がかかり、経済格差が健康格差を一層広げることになるわけです」

「こういう学習を通じて、政府の攻撃内容を具体的に見据えました。医療生協が目指す『健康づくり健診』が、今日の状況に見合ってしっかり対応できるようにさらに改善を重ねることを、攻撃が始まる一年前から重ねたのです」

「討議のなかでは、『六〇歳以上無料』と、『四〇歳以上五〇〇〇円』の料金設定を見直すべきだという意見も当然出ました。しかし、そういう意見も討議を重ねるなかで解決していきました」

逆風を逆手《さかて》にとり、ピンチをチャンスに変える運動に組織ぐるみで取りかかろうという、リアルな体験談だ。

医療生協かわち野は一年をかけた議論により、こんな時代だからこそ、一人でも多くの住民に「満足度の高い健診を受けてもらおう」という基本の大事さを再確認する決断の道を選びとった。

日本生協連医療部会運営委員会発行の「医療生協の健康づくり健診のすすめ方」（二〇〇七年四月一四日、同年一二月八日改定）は、「健康づくり健診」についての基本的な考え方をまとめている。紹介しておこう。

「健康づくり健診とは、健診受診者が健康の主体者として、自らの健康状態と自らに合った健康増進の方法を正しく知り、押し付けられるものとしてでなく、自ら健康づくりを進めることにつながる健診です」

「健診受診者の健康状態が、生活習慣病という視点にとどまらず、健康度・体力・記憶力・心の健康・労働生活環境など多面的な角度から評価されることを通じて、健康状態が正しく本人に伝わり、適切な健康増進の手立てが本人と医療専門家との相談・合意によってつくられ健康受診者の行動変容によって健康づくりが進むようになります」

この考えに立って、医療生協かわち野では、大論議の末に、できるだけ広い人に呼びかけることを目的として、懸案だった健診料金は、値上げしないことを決定した。

そして、「困難は反転のチャンス」ととらえ、「二〇〇八年問題」を大きなチャンスとした。つまり、「利用者を広げる新たな出会いのチャンス」「医療生協の存続とアイデンティティを示すチャンス」「職員と組合員が力をつけ、成長するチャンス」だとした。

この新たな実践を通じて、「人と地域が変わるチャンス」と位置付け、飛躍のバネに変えることにしたのである。

尼谷に、その取り組みを聞こう。

「とにかくやれる間に、やりつくそうということです。『健診大受診運動推進チーム』の主導で『ドック』利用の呼びかけと組織の運動に、全法人を挙げて取り組みました。今でこそ『ソーシャルキャピタル』という言葉は少し一般的になってきましたが、当時、かわち野では〝健診受けや―ソーシャルキャピタル〟と言いまして、一人の組合員にあちこちから、年に何回も〝健診受けや〟の声がかかる、そういう圧倒的な運動をつくり上げようというとりくみでした。『特定健診』移行後も、継続してこの運動を進めました」

「組合員や地域住民の健診に対するニーズは、一度に多くの検査が低料金で受けられるとい

（6）「参加と協同」の健診活動

うことでしょう。『人間ドック』と銘打つ限りは特定健診の検査に、心電図、腹部エコーと各種がん検診のメニュー化が最低の必須条件です。そういう要求内容を満たす充実した健診ニーズに応えていくということなんです。ここが『鍵』なのです。そこを重視して、できるだけ広く、住民の皆さんに支持されて受けていただく」

「成果ですか。はい、二〇〇七年は一年間で、二五〇〇人以上受診者を増やしました。二〇〇九年までの三年間で五三〇〇人以上『ドック』の利用者数を伸ばし、一気に一・六倍に増やしました」

こうして医療生協かわち野では、医療生協の存在意義、大原則を常に確認しながら、健診利用者を増やすことにより、「特定健診」以降二年目にして、制度変更前以上の健診収益超過を果たした。

尼谷はそのことについて、医療生協の考え方を次のように説明する。

「『半日人間ドック』を破格の低料金で提供することによって、私たちは多くのものを手にすることができました。生協加入のお話をするときに、必ず『半日人間ドック』のお話をさせてもらいます。この『ドック』という引き金がなければ、二九年間で五万世帯以上の『仲間ふやし』も、一二億円以上の増資の実現も難しかったのではないでしょうか。また健診後のフォローが必要な方は、法人内各院所の外来で受診・精査をおこなうことになります。院所利用と活動参加をしてもらってこその『生協加入の値打ち』だと思いますが、その有力な入口が『ドック』利用となっています。『生協の仲間になって〝健診から健康づくりへ〟』という壮大なわたしたちの運動は、まだ道半ばです」

なんと、大きい夢を抱きつづける人たちだろうか。

今、医療生協かわち野で、「ドック」のお誘いの伝統がどう引き継がれているのかを知りたくて、東大阪市玉串町《たまくしちょう》西にある「はなぞの生協診療所」を訪ねた。

はなぞの生協診療所は二〇〇九年一一月に開所した「かわち野」グループでは、一番新しい事業所だ。

開所とともに、「半日ドック」の旺盛な展開で事業を進めるという目標を立てて、一一年度には「ドック」受診件数が二〇〇〇件を超えた。診療所部門の常勤職員が所長を入れて七人という「小世帯」でこれをやり遂げたというからには、物凄い力を発揮したエピソードを持つ。

しかし、生まれて日の浅い診療所は、なかなか赤字脱出が難しい。はなぞの生協診療所もご多分に漏れなかった。

「新しいだけに、数年先を見通さなくてはと思っていました。そのために、『ドック』を広げることで、組合員の輪を広げ、地域を変え赤字を解消したい」

職員は、そのためにどうすれば良いかを話し合っていた。

話を聞かせてもらったのは、事務長の松生拓也《まつおたくや》（四二歳）、非常勤の事務職員である川端佐智子《さちこ》（四四歳）と大盛雅代《おおもりまさよ》（四五歳）の三人だ。

「健診の利用はどうしても気持ちの良い季節に偏《かたよ》りがちで、真夏と真冬は枯れるのです。まず『夏枯れ』対策から手を付けることにして、ワンシーズンで一〇〇人の『ドック』受診者拡大の典型をつくろうと考えました。なんとしても、自力で局面を切り開いて、診療所を黒字基調にもっていきたいからです。これが成功した時はうれしかった」

若手の松生事務長は、はつらつと言った。この「赤字脱出宣言」をする前に、松生は川端に計画について相談している。

「〝まだ赤字やけど、先輩たちを見習って医療生協としてこの機会に『自力更生』をしたい。そのモデルケースとなる活動に、『ドック』のお誘い活動を位置付けたい。どう思うか〟と聞かれました。もちろん、〝大賛成や〟と言いました。すると事務長は、〝やるか〟とストレートに聞くのです。だからストレートに返しました。〝ええで。よっしゃ、やろ！〟」

川端は明るく言い放つ。川端の明るい性格が、職場の風通しを良くしていることがよくわかる。

非常勤職員の大盛も誘われて「わたしもやるわ」と、電話かけをやりだした。

「みんなで電話かけたほうが、いいに決まってるもん。名簿の一ページが二〇人分になっていて、毎日二〇人だけ電話かけて帰ろうと思ったんです。対話のやり方は、初めはたぶん下手やったと思うけど、一生懸命話すしかない。その内に四、五人に一人くらいの割合で〝受けてみるわ〟と言ってもらえた」

「でも、大失敗したことがあるよ。電話を受けた家族の方から、亡くなられて『今、お葬式から戻ってきたところ』と言われたの。思い当たれば、その人は闘病が長かった人でね。もう、ショック。恥ずかしいというか、なんという失礼なことをしてしまったのかと、のどがカラカラになってしばらくものが言えなかった。しかし、これほどの失敗はもうしないと思うと、怖くなくなった」

少しふっくらとした大盛が、自分の失敗を一生懸命に話す様子は、この人の性格を彷彿《ほうふつ》とさせ、胸に温かいものが湧く。

「そら、大変やったね。でも泣き笑いやね。職員の中でもすぐに動く人と、そうでもない人がいるけども、大盛さんが淡々と毎日コツコツやっているのをみんな見てた。成果の上がる日も上がらん日もあるのにね。えらいわ」

そういう川端も、慢性疾患を持ちつつ働いている。

「成果がその日に上がらなくても、電話をもらった人の心に必ず何か残ると私は信じてる。

三日連続で電話がかかってきたという人に、普通なら、〝いい加減にしろ!〟と怒られるところですが、『そないにまで言うんやったら予約入れとくわ』と言ってもらったこともあります。女性だと、乳がんや子宮がんの健診は必ず受けてくださいと言うようにしてる。〝時間がない。忙しい〟という人も多いけど、四〇歳過ぎたら胃がんや大腸がんの危険は誰にでもある。そう言うことにしてるの。私も病気を持ってるけど、だからこそ、健診を受けてくださいという気持ちは、心からそう思えるから」

みんな仕事が終わった後で電話かけをしているとき、事務長はどうしているのか聞いてみた。

「電話かけをしている人にコーヒーを入れてくれたり、みんなを笑わせたりして、場を盛り上げてはりますよ」と女性たちは笑いながら言った。

松生は、まじめな顔で言う。

「職員も頑張っているよという姿を、自分だけで思ってるだけでなくて、傍《そば》から見ても〝頑張ってるなぁ〜。一緒に頑張ろうな〟という雰囲気のなかで作りたいやないですか」

「最初ここに来た当時は、とても能力のある事務長さんがいて、部下の仕事もどんどんとってやってしまうように僕の目には映った。それでいて、少ない職員の中で、同じ事務職でさえ受付と健診担当が交流しないのです。看護師ともほとんど交流がなかった。それで自分が事務長になって、これではいけないと思ったんです。でも、何から手を付けていいかわからなかった。そんなとき、川端さんを見つけたんです。この人は職場の垣根を、全部吹き飛ばす雰囲気とエネルギーを持っていましたから」

確かに、川端の笑顔には曇りがない。困難な慢性疾患とたたかっているはずなのに、その苦しさが前面に出てこない人だ。

「私は、医療生協で働けることが、楽しくてしようがないのです。だから可能な限り、病気を乗り越えて働き続けたいのです。働けることがうれしいの。はなぞの生協診療所はこのスタッフがいれば大丈夫。みんないい人です。みんなで黒字にしたいなぁ。黒字転換の爆発が起これぱいいなぁと、毎日思っています」

四〇歳代の力が実ろうとする、はなぞの生協診療所だ。その要《かなめ》にいる事務長は意外なことを言った。彼本来の職業は、放射線技師である。放射線技師が事務長をやっている。

「僕は以前、若者のしらけた典型ともいえる性格でした。ものをいうのが邪魔《じゃま》くさい。政治活動が嫌いで、学生時代は自治会などに関心がなかった。シレーとして生きてました。労働組合など、個人にとっては得《とく》にもならないことをやる人の気が知れなかった。ところが、研修で八尾市民病院に行ったり、耳原総合病院（堺市）にも行きました。そこで、ある先輩に出会ってびっくりしたのです。この人は身を粉にして人のことを一生懸命やるんです。労働組合の活動でも、なんであんなに熱くなれるのかと思うほど人が良い。人を助けることばかり考えている。変わった人やなぁと思ってましたが、不思議なことに、その人のやることを応援したくなった。やっていることが、だんだん好きになってきたんです。尊敬するようになりました」

「その人を通じて、結局、仕事というものは、人に役立ってこそ、やりがいがあると気づいたのです。おかしいですか。当たり前のことですよね。当たり前のことに気づいて、そうすると、だんだん人が好きになってきた。それが二五、六歳の頃でした。僕は今、医療生協という職場が大好きです。そのうえで、思うのです。医療生協かわち野の診療所で、この二〇年の間に新しく生まれた生協加納《かのう》診療所は黒字、医療生協八尾クリニックも黒字。そこの人たちも人に役立ちたいと思って人が好きなんですね。だから、一番後で生まれたはなぞの生協診療所も、働いている人みんなが人を好きになって、健診を呼びかけて、黒字にしたいなぁと……」

はなぞの生協診療所では、一〇ある各支部の「半日ドック」予約状況を毎日送信し情報交流している。

この医療生協かわち野の「半日人間ドック」。組合員にとっては極めて魅力的な健診だが、この「ドック」を受けられない人たちもいる。病院や診療所に出かけるのが様々な事情で難しいという人たちだ。その人たちのために身近な地域に出かけて、組合員だけでなく、地域住民も対象とした「出張健診」を実施している。東大阪市の保健所との話し合いを粘り強く重ね、大阪府の「巡回健診」の認可を受けて、一九九四年から開始をした。この「出張健診」の事業を組合員の運動と連動させることにより、生協加納診療所と医療生協八尾クリニックの開設に大きく寄与することとなった。しかし、二〇〇八年からの「特定健診制度」導入で、この出張健診も利用対象者が国民健康保険加入者と一部社会保険被保険者のみと、大きな制限を受けることになった。そのため、受診者は減少したが、一方で「出張健診」の利用者が、通常の「半日ドック」利用者とは異なった社会的・経済的要因を持つことを見ておかなければならない。

それを最近の一四年度の出張健診利用者「経済状況」分布で見てみよう。医療生協かわち野がアンケート集計した「ドック」利用者との比較である。

それを見ると、出張健診で経済状況が厳しいと答えた人が一二・二％（ドック利用者九・〇％）、少し厳しい四五・〇％（ドック三六・〇％）、少し余裕がある四五・九％（ドック四八・〇％）、余裕がある五・五％（ドック七・〇％）となっている。

出張健診利用者の方が、経済事情が厳しいことがわかる。

同様に検査の結果で「要受診・要精査」率は、総合判定で出張健診者八六・七％（ドック六九・四％）と鮮明な差が出た。検査項目別で見ても、血圧、尿、一般検血、脂質、大腸がん、骨密度、肥満度で出張健診を受けた人の方が、「ドック」利用者よりも要精査率で高いデータを示している。

この結果から、医療生協かわち野では「これらの（出張健診）受診者が、確実な受診と精査につながる手立てを講じることが医療福祉生協の責務」だと捉えている。今後もこの「出張健診」を継続実施していくだけでなく、二〇一五年度は、年間八五回の「出張健診」を実施した。会場探し、地域への案内ビラの配布、当日の会場準備、受付、誘導等の運営は、すべて担当支部の組合員が、本部・組合員活動部の職員と連携しておこなっている。


そのうちの一つ、枚岡中《ひらおかなか》支部が担当した「出張健診」を見学した。

静かな昔からある情緒豊かな街並みではあるが、古い土地柄だけに道が入り組んで会場の「昭和会館」にたどり着くのに苦労する。一月末の寒さは山手に近い分「生駒《いこま》おろし」であろうか、身体に応えた。

受付を済ませて血圧測定、採血、身長・体重・腹囲測定、体脂肪測定、骨密度測定の後、医師による診察という約三〇分コースだ。これには、大阪府の「巡回健診」制度が適用されている。

表まで聞こえる「よく来てくださいました、どうぞ、どうぞ」と愛想よく迎え入れる声に誘われて中に入った。

会場には石油ストーブが何ヵ所かおかれているものの、朝一番、体重測定器に素足で乗る受診者から「ひや、冷たい！」という声が出た。職員や、ボランテイアの人がストーブを追加したり、気遣《きづか》いが走る。

身近にいた、地域でボランティアの中心的役割を果たす組合員、支部長の一木信子《いちきのぶこ》（七〇歳）と、受川初男《うけがわはつお》（七五歳）の話を聞く。

受川は「誰でもすべての人に声をかけます。ビラはこの辺《あた》り五丁目三〇〇〇世帯あるうち、無差別に七〇〇件～一〇〇〇件に届けています。日ごろ班活動でつながりがある人から、出張健診を接点にお連れ合いや親戚にと広げてもらえる。これがきっかけで『半日ドック』を受ける人も増えるのですから、大事な取り組みです」という。

気さくで優しい印象の受川は、元ガラス製造会社に勤務していた。今は植物を育てることを趣味にしながら、「健診を受けよう」とこまめに声をかけることをいとわない。

一木たちは、組合員の自宅を訪問している。

「機関紙『けんこう』を配っている人に一緒について行ってもらって、地域の人を訪ねるのです。六チームくらいで一二〇件くらい回るかな。きめの細かいお話し合いが基礎ですから」

そうした地道な活動を通じて、この日は二〇人が会場に足を運び健診を受診した。

一木は元地方公務員だった。五九歳で退職し、一念発起、「社会福祉士」の資格を取得し、地域包括ケアの活動に参加する。同時にボランティア活動にも精を出し、医療生協の支部長を務めて二年目である。そして夢がある、と目を輝かせる。

「せっかく支部センターもできたから、喫茶も月に二回している。ゆくゆくは、枚岡地域の一五町すべての健康を支えたい。『地域のまるごと』健康づくりを実現していきたいのです」

ここで浮かび上がってくるのは、地域組合員と職員組合員との「参加と協同」の姿である。「ドックを受けませんか」というよびかけは、「みんなで一緒に、いつまでも元気で長生きをしましょう」というメッセージである。この善意に善意で応えて「ドック」を利用された地域の組合員から、喜びやお礼の声がたくさん寄せられる。正に「健康づくりのお手伝い」が実感できる一点の曇りもない、やりがいにあふれる活動である。「地域まるごと健康づくり」をその気になってすすめようとする、医療福祉生協運動の醍醐味がここにある。

（7）超高齢社会に向き合う医師像

いま、医師が書いた「診療記」や医療エッセイが、たくさん出版されている。その書名やキャッチフレーズには「名医」「現代の赤ひげ」の文字が躍る。新聞広告でも「今日もまた、新しい名医ものが出版された」と知らされる。需要があるのは、多くの人びとが自分の健康や病気への不安から、それに立ち向かう卓越《たくえつ》した判断力と腕前を持つ医者に出会いたいからだろう。だからこそ、そうした出版物が求められる。

だとすると、超高齢社会に向かう日本で、名医の資質とは、一体なんだろうか。

社会が大きく変化するに伴い、医療事情も変化した。唐突なようだが、筆者は、東日本大震災の被災地で、医療事情を取材する機会を得ている（『被災者に寄りそう医療』新日本出版社、二〇一一年）。実は、その時にこの問題の意味をありありと見た。そのことを報告したい。

二〇一一年三月一一日、東日本大震災が突如起きたとき、社会の矛盾も一気に噴出《ふんしゅつ》した。災害は、災害そのものだけでなく、地域社会の置かれた状況を如実に浮かび上がらせるのだ。

この震災前から、地域の産業基盤は衰弱し崩壊の危機に瀕《ひん》していた。医師不足も深刻で、かかりたくても診療所や病院がなくなっていた。

災害時に最も力を発揮すべき保健所も統廃合されて、役割や機能を果たせないほどに弱体化していた。

進む高齢化社会に社会福祉が整わないのだ。この悲劇は、それこそ枚挙にいとまがないが、高齢者の認知症などが進行しても地域にはそれを受け止める施設・医療機関が閉鎖されていた。やむなく最も過疎地となる海岸近くに建てられた「精神病院」が、初期の認知症の人たちも含めて受け入れていた。そこを津波が襲う。たくさんの高齢の方々が亡くなることになった。

避難所は援助が必要な高齢者であふれたが、多くの介護を必要とする人に手を差し伸べる手立てがなく、行き場がなかった。

若い人たちがいない過疎地では、残された高齢者が、家と田畑を津波で奪い取られ、体も弱って、立ち上がるすべがなかったのである。

災害から学ぶべきものは数多くあるが、特に強調されなければならないのは、人のいのちに直結することだろう。ところが、被災地の医療状況を取材するにつけ、行政や国が人のいのちをどう考えているのかと疑う現実を目《ま》の当たりにすることになる。いのちを守る手立てが、確実に、しかも度を超すほどに脆弱化《ぜいじゃくか》していることを知ったのだ。

これほど人のいのちを粗末に扱う国があるかと思わずにはいられなかった。取材は人との交流でもあるから、これほど人のいのちを守ることに金を回さない国があるかとの憤りを、多くの人と共有しあうことにもなる。災害はそういうことを、私たちにいやおうなく、気づかせてくれた。

いのちを守るために、何が一番急がれるかは明白である。国や自治体の施策だ。

そのうえで、多くの救援活動からも、学ぶことが多かった。

救援活動に取り組む人たちは、誰かのために役立ちたいという気持ちに溢《あふ》れていた。具体的なその行動とそれを生み出している心の有り様が、多くの人の心に希望の灯《ひ》をもたらした。その多様さは空前の規模であった。

災害時の被災者救済活動には、それが必要な専門分野であればあるほど、日常活動の集積が必要となる。日常やりもしないことを、災害に直面して突発的に求められてもこなせないのだ。医療の分野しかりであった。

被災地で人のいのちを救い守るには、その局面で、必要とする最高の医療技術が駆使《くし》されなければならない。言うまでもないことである。

しかし、それ以上に重要なことがあると、取材は気づかせてくれた。協同の重要さだ。震災は未曽有《みぞう》で広範囲だった。それだけに、地域全体を見据えた対応が求められた。そしてそのことが、高齢者のいのちを救い、医療を効果的に進めるためには、急を要するものであろうとなかろうと、どこまでが福祉でどこまでが医療という「領分」＝垣根を取り払うことを求めた。協力と協同の作業＝それぞれの専門家の連携が、日常的に必要とされたのである。

つまり、いのちを守る専門家としての医師の役割は、病気やいのちにかかわる急性期対応と同時に、災害直後でも慢性疾患の人への対応が「後回し」とはならない。継続的な治療が求められる。患者さんを中心にして、看護・介護・生活サポート、さらには保健・衛生関係者、福祉に携わる専門家集団のコーディネート力が求められた。さらに患者さんを支える家族や地域社会にそれをつなげていくことにまで及んだ。

このような対応は、先に述べたように急にはできない。日常普通の生活のなかで、それがどう確立されているかが、問われていると思われた。

今回、医療生協かわち野を通して、「いま求められる医療を形作る力とは何か」を探るなかで「現代の名医論」を考えてきたが、そのことは、被災地での実相に触れて以来考え続けてきたことでもあった。

その日常だが、今日は、中小の病院がその良さを発揮してはいても、病院経営として生き残れることが極めて難しい時代と言われて久しい。

その引き金となったのは、二〇〇一年五月に打ち出された小泉内閣の「構造改革」である。これは医療機関相互の競争が激化し低収入となる下で、さらなる医療の質の維持・向上と効率化を求める「医療経営構造の転換」を医療従事者に強いるものだった。

小泉内閣の医療改悪案強行で大幅な患者負担増が引き起こされ、病人が「患者になれない（病院に行けない）」状況が生まれた。基本的人権としての受療権が侵害されたということだが、これは前章で触れた。

ちょうどこの時期と重なる二〇〇〇年一月に、東大阪生協病院の院長に大井通正《みちまさ》医師が就任した。

医療生協かわち野では、様々な困難を乗り越えるとき、あるいは大きな発展を遂げるときに、その中心的な働き手として様々な人たちが登場する。その全員が個性的だが、そのなかにあって勝るとも劣らないユニークさをもつのが大井だ。まず、紹介する。

大井は就任当初から、「転換」は「転換」でも政府のいう「転換」ではなく、医療生協らしく地域住民から「選ばれる院所」に発展し続けるための「医療経営構造の転換」を模索していた。そして、「大井提案」を発表する。患者・組合員が主人公の医療をめざし、「地域が産み・育て、看《み》とるまちづくりを目指した」「保健・医療・福祉のネットワーク」による「医療経営構造の転換」である。その斬新《ざんしん》な内容、取り組みの足取りを見てみよう。

大井通正（七〇歳）は、一九八二年に大阪市立大学卒業後、民医連の病院に勤めながら日本リハビリテーション医学会認定専門医の資格を得た。医療生協かわち野への異動後、二〇〇〇年から〇五年まで東大阪生協病院長を務め、現在は医療生協八尾クリニック所長である。この経歴は大井が執筆した著書『患者と家族に寄りそう在宅医療日記』（文理閣、二〇一六年）からの引用で、これを見る限りは特段ユニークには見えない。

しかし、ここに至る彼の歩みには、大きな回り道があった。

医師免許の取得時は三六歳であり、東大阪生協病院に着任した時には四五歳となっていた。病院医療だけでなく、在宅医療を視野に入れた地域リハビリテーションの展開に自らの医師として将来をかけたいと願い続けた彼に、「東大阪で、それをやらないか」という高橋泰行《やすゆき》の誘いがあって、道が開けたのだ。

望む道へのスタートは、ストレートにそこに到達した人とは十数年の開きがある。努力と苦労の道のりは長いほど、今日の活動の土台の大きさとして役立っているのだが。

大阪市立大学に入学する前に何があったか。

大井は大阪ではよく知られた名門校の大阪府立北野高校に通っていた。しかし、家が貧しかった。

「父親が事業に失敗して、家計はその日の暮らしにも事欠くほどだった。八百屋で処分する野菜をもらってきて、食事の足しにするほどといえば、状況がわかってもらえますかね」

「ある日、親がかわいそう、そんな気分が突然わいてきたのです。今から思えば精神的に親ばなれしたということでしょう。一八歳でした。その日から勉強にうちこむようになりました」

受験勉強に精励して二年後、京都大学薬学部入学を果たす。

大学では、サークル「底辺問題研究会」に所属し、セツルメントの活動に取り組んだ。

彼が活動の場として選んだ京都駅南側に位置する東九条地域は、貧困や差別、不健康と病気の温床ともいうべき劣悪な住まい環境が特徴だった。家族の崩壊など、あらゆる社会の矛盾が集中していた。

ここに週末に出かけては、バラックに住む子どもたちと遊んだり、「運転免許を取るため漢字の勉強をしたい」という若者や、「仕事先で社長から不当な扱いを受けた。反論できるだけの労働法の知識を得たい」という青年たちの応援を、セツルメントの仲間らとともにおこなっていた。

中学生を筆頭にした三人姉妹にもここで出会ったが、そのことを先に紹介した著書『家族と患者に寄り添う在宅医療日記』の「はしがき」に書いている。

三姉妹の母親は早くに病死。父親も結核療養所に入院していたが、やがて死亡する。親代わりで家事をこなし、小さい妹の面倒を見ていた長女の「定時制高校に行きたい」という願いを実現させようと、家庭教師を申し出た経緯を書いているのだが、そこには一九六〇年代の高度成長の時期にもかかわらず、その繁栄の影さえ見えない貧困があった。

大井自らの貧しさの体験とも重ね合わせて、それとたたかわざるを得ないいのちに寄り添い、役立ちたいと願う青年の純粋な正義感が読み取れる。

それから数年後、地域の九条診療所・谷田悟郎《たにだごろう》医師の往診に薬剤師として同行する機会が多くなる。そこで見たのが、粗末な板の間に横たわる重い障がいを持つ脳卒中後・片麻痺《かたまひ》の患者だった。だが、患者は横たわっているだけではなかった。自転車のゴムチューブを利用して、リハビリに励んでいた。

「その時に受けたショックといいますかね。心の底から、私は、障がいを持つ病人に尽くせる医療に携わりたいと思いました。役に立ちたいと。〝よし！　医師を目指そう〟と思い立ったのです。障がいを持つ人のリハビリテーション――再び人間らしく生きるための援助――これが、その後、改めて大学の医学部に進学し、卒業後、三四年間医師として働いてきた私の人生の主題となりました」

京都大学卒業後、もう一度苦労してでも、医学部進学を決意したのはそういうセツルメント活動があったからだ。

大阪市立大学受験・合格までの苦労を乗り越えるには、結婚し子どもがいてのことだけに、並大抵ではないエネルギーが必要だっただろう。彼はそれをやり切った。

大井の場合は、大きな回り道をしてでも貫き通した医師への道は、こうして拓かれた。

会ってみると、そんなことは想像もできないくらい、とても気さくで優しい。

しかし、澄《す》んだまなざしは青春時代のままに曇らせることがない。七〇歳代にさしかかっても、五〇年間同じ地点に立ち続けられた証《あかし》であるように、凛《りん》とした真っ直ぐさを間違いなくみなぎらせている。

「医者として多少出足が遅れた分、これから取り戻すために、もうちょっと頑張りますよ」

大井はやさしい目をいっそう細めて、いたずらっぽく笑った。

京都時代に知り合って結婚した看護師の妻は、時には経済的に主柱の役割も果たしてきた。

子ども三人を育てながら、夫の進みたい道を理解し、価値観をともにして歩み続けている。

大井通正が東大阪生協病院の院長に就任した時期は、とくに医療機関相互の競争が激しかったと先に書いた（本書一六五ページ）。東大阪では、この時期に市民病院の移転、府立救命救急センターの設置など、医療供給体制の変化があったのだ。

さらに、生協病院では急性重症患者の減少と、生協病院の外来・病棟医療に大きな変動もあった。

一方で、厳しい医療情勢のなかで民間病院の買収、ベッド数削減などがおこなわれる反面、介護保険事業に積極的に取り組むことで生き残りを図ろうとする民間病院も出てきていた。

大井が入職後すぐに手を着けたことの一例をあげよう。リハビリ専門医として最初に取り組んだ仕事は、リハビリ室の開設と、病棟の「ベッドの足切り」だった。

リハビリ室の開設はわかるが、〝「ベッドの足切り」って何？〟と問いたくなる。

今から二〇年くらい前の病院のベッドを、皆さんはご記憶だろうか。医師が、横になっている患者を診察しやすいようにと、とても背が高かったのだ。

大井は「当時のベッドが障がいを持つ高齢者にはいかにも高すぎる。床に足がつかないベッドは、転落・転倒の危険が大きい」と考えた。

「電動ギャッジベッド（背上げ・膝上げ・高さ調整などを電動でおこなうベッド）など、貴重品の時代だったから、手っ取り早く、今あるベッドの足を短くしてしまおうと思いついたんです。ベッドをもっと低くするために、足を短く切ってしまえばいいんです」

「ベッドの足を切って短くするとね、片麻痺の高齢患者さんが『寝たきり』から、安心して『座れる』ベッドになるでしょう。『寝たきりより、座りきり』ですよね。この実現は、患者さんの病棟リハビリ訓練の始まりを可能にするのですよ」

このように大井の実践は、患者本位で、極めて具体的であった。新鮮でユニークだ。注目を集めたのは当然だろう。

そんな医療実績を持つ大井院長が打ち出した医療生協らしい「医療経営構造の転換」とは、一言で述べると、次のような形に要約される。

「一般急性疾患の治療」中心の医療から、保健予防活動、慢性疾患医療、リハビリテーション医療、在宅医療まで、医療の枠組みを広げるということだ。

それは医療従事者中心の「労働集約型・高収入・高支出」型の医療から、患者・組合員がすべての医療に様々な形で参加し、医療従事者と協同する「公開・共有・参加」型医療への転換、単一院所の自己完結型から、各院所間の地域連携医療への転換ということができる。

具体的には、「リハビリ」「在宅医療」「健診・健康づくり」を積極的取り組みとして位置づけ、「五つのセンター構想」の実践で、将来的に安定的な医療経営構造の基盤を築き上げようというものだ。

「五つのセンター構想」の具体的内容は、①大腸・肛門センター　②睡眠障害センター　③リハビリテーションセンター　④労災・職業病センター　⑤健康増進センターの五つを立ち上げるということである。

とは言うものの、医療従事者やその筋《すじ》の専門的な知識でもない限り、これだけの説明では、当時これを打ち出したことがどう画期的なのか分からない。患者に提供される医療について、どういう利点と新しさがあるのかの輪郭《りんかく》さえもはっきりしない。

大井医師にわかりやすく「構造転換」の意味と、発展的展望を教えてもらうことにする。

「中小の病院が生き残るために、これまでやられてきた急性期治療型から、どう転換すればいいのか、模索が続いていたわけですね。そのなかで、わたしたちが選択した医療経営構造の転換の核心は、特色のある医療活動を前面に押し出すこと、優位性を鮮明に打ち出すことにあった訳です」

その特色というのは、先に述べた三つの柱「リハビリ」「在宅医療」「健診・健康づくり」を言う。では、なぜ、病院でこの三つの柱を位置付けることができたのか。

「医療の理念・原点を、その時点で深く考えるということです。僕たちは民主的医療の理念として、『いのちの平等』を掲げています。誰でも平等に医療を受ける権利があるという考え方を貫くということです」

「もう一つは、地域と生活の場に根ざす医療を貫くということ。これをきちんと見据えますとね、病院に来られる患者さんだけを診《み》ていればいいということにはならないでしょう。〝病院に来られない人をどうするの？ する の？〟となるわけです。そういう人たちへの医療提供の在り方をきちんと考えて、実践しましょうということです」

今後の方向を考えるとき、医療理念の原点を中心に据えることを確認する。医療を受ける権利を保障する医療提供が、結果として経営貢献につながるという見方を浮き上がらせたのだ。

「例えば、私たちがより多くの地域住民に健診を勧めているのは、『薄利多売』の経営戦略として実践しているのではありません。医療生協の組合員は、九割が健康な人たちです。私たちはこの人たちの『いつまでも健康であり続けたい』というニーズにも応えていかなければなりません。健診は、この健康づくり運動の入口であり、『いのちをまもり、育む』健康増進の医療です。この『いのちをまもり、育む』事業と運動を職員と組合員の『協同』の力ですすめてきました。こうした『協同』によって、職員の組合員としての自覚と組合員の『いのちをまもる参加と協同』の意識が高まってきます。これぞまさしく、『いのちの協同』ではないでしょうか」

「在宅医療については、医療生協かわち野には大きな財産・実績があります。前身の蛇草《はぐさ》病院の田中アヤ子先生や楠根《くすね》診療所の大先輩である水口正春《まさはる》先生が実行されてきたことです。医者の基本姿勢として、必要なところに出向くという歴史があるではありませんか。僕らの場合でも在宅医療の強化は、研修時代からどうしてもやらなければならない当たり前の課題でした。医療生協かわち野では、原則として、ドクターは全員が在宅医療にかかわることになっています。在宅医療だけをする専門医をつくらないということです。それをしているから、診療所では一〇〇件、病院では二〇〇件以上の在宅医療確保ができています」

よくわかった。

では、リハビリテーションは、どのように位置付けるのか。医療としての成り立ちから教えてほしい。

「そもそも治療医学というのは、病気を診断して、治療するということですね。でも、高齢化社会では、病気そのものが治っても、障がいが残るのです。もっといえば、高齢の患者さんはみんな大なり小なりの障がいを持っているでしょう。そのときにね、『病気はうちで治す。障がいの相談はほかでやってくれ』というのは、ちょっとおかしいんじゃないか。具体的に言うと、急性期の患者さんが入院治療して急性の病気が治ったとしても、障がいが残っていれば、それに対応するリハビリも病院内でやろうよ、ということです」

「以前はね、よくあるパターンとして、脳卒中の患者さんが入院して、急性期の治療が終了したら、温泉地で療養しなさいということがありました。急性期とリハビリが切り離されていたのです」

その先がけであろうか、一九六〇年代に、急性期を終えた患者がその地でリハビリを受け、早期に住みなれた地域に戻るという理論と実践をアメリカで学んだ学者がいた。『目でみるリハビリテーション医学』（東京大学出版会、一九七一年）を著した元東京大学教授の上田敏《さとし》医師である。その教えを請うために大阪からも民医連の医師が行ったという。そんな話を聞いたことがあったので、大井医師に聞いてみた。

「出掛けていったのは、耳原《みみはら》鳳《おおとり》クリニック（堺市）の池田信明《のぶあき》先生ですね。そのとおりです。都市型リハビリテーションです。いまではもう、珍しいという話ではなく、実践的に広がっていますよ」

「リハビリテーションとは、リ＝再びという意味、ハビリス＝人間という意味、テーション＝なるという意味、『再び人間にする』ということでしょう。全人間的復権＝『人として生きる権利の回復』ですね。僕は、そういうことをぜひやりたいと医者になったのです」

「僕は、東大阪で『都市型リハビリ』をやることで、障がいを持つ人の医療を、医療活動の大事な柱の一つにすることを主張したのです。高齢者の病人は、ほとんど障がいを持っているわけですから、地域の病院でそれを位置付けるのは、あたりまえじゃないですか」

東大阪生協病院では、二〇〇二年に中河内《なかかわち》診療圏で初の回復期リハビリテーション病棟をオープンさせているが、現在はセラピスト（療法士）は、理学療法士、作業療法士、言語療法士の三分野で計四五人を擁《よう》している。

「病気・障がいにより種々の問題を抱えている患者さんに対しては、セラピストだけで対応することはありません。福祉にかかわるケアマネジャーや、看護師、介護福祉士、メディカル・ソーシャル・ワーカーや地域のケアに携わる人たちもかかわります。多職種がかかわってその人に合った方針を決めるのです。だから、合議制が必要、重要ということですね。そのなかで、わたしの役割ですか？　コーディネーターというところでしょうかね。外科や整形外科といったところとは少し違うかもしれないですよ。しかし、高齢者の医療ではそういうシステムが不可欠です」

「経営という立場でいうと、やらねばならないことは、全部やるということです。ここまでできるという内容を、知恵と力を出し切って徹底してやるということが、最も大事なことではないでしょうか。それをやってこそ、展望が開けて、経営方向が定まると考えます」

取り組む姿勢として大井が強調するのは、「および腰、ご都合主義のつまみ食い発想」での、「健診も」、「在宅も」という「も」で代表されるとらえ方では、真の改革にはならず、ひいては、経営改善などというものは実現しないということだろう。

「そうです。患者さんの利益につながることは、徹底してやるというのが医療革新の真髄です。それをね、『も』で片づけてはいけないのです。『も』で一応やったという実践をすると、絶対うまくゆかないはずです。理念のぐらつきはダメです。理念が薄らぐと、やっていることに誇りや責任感がなくなるでしょう。そこから活力や創造が生まれるわけがないでしょう」

さて、それでは、地域から「患者になれない病人」をなくそうという課題には、どのように応えていくのか。

「送迎サービスの徹底ですね。実はこれが、大変大事な問題です。地域では本当に、『患者になれない病人』が増えていますよ。つまり、病気なのに病院に行けない人がいる。医療が受けられないから患者になれないのですね。そういう人が増えているのです」

「まず、病院と患者さんのつながりを三つのパターンで考えてみてください。一つ目は、病院や診療所に自分で来られる人です。この人には、自分で来てもらう。二つ目に、自分で来られない人がいます。だから、無料で、病院や診療所が車を自宅まで差し向ける必要があります。その車に乗ってきてもらえばいいではありませんか。もちろん帰りは自宅までちゃんと送ります。そういうシステムの導入です。この取り組みが最も進んでいる医療生協八尾クリニックでは、いま年間六〇〇〇人の患者さんがこの無料送迎サービスを利用しています」

受療権を保障するという立場で考えた結果、そのことに病院が無責任にならないように、無料の送迎サービス機能を導入したというのだ。「もしよかったら、無料送迎車も、利用してください」ではない。病院に来られない人は、人間の権利として、送迎車を使えるという位置づけだ。

「取り組みとしては、先に述べましたように『も』ではない。送迎機能を確立することを、大事に、丁寧に、経営の柱にするということです」

「そのうえで、三つ目が、送迎車を使っても病院・診療所に来られないという人がいます。その方の医療を受ける権利には、在宅医療で応えるということです」

なるほど、時代と要求を考え抜いた「改革を生み出す観点」＝医療経営の改善転換の意味が、よくわかった。

では、具体的な組合員の多様な医療要求に応える医療内容とはどのようなものなのか？　大井通正にはその内容を記した「医療構想文書」がある。

タイトルは「組合員が主人公の医療を目指し、医療構造の転換を――組合員の院所利用を高め患者件数増を実現するために――」。そこには次のように要約されている。

「生活習慣を改め、健康づくりを目指す医療。健診活動の重視」

「疾患の治療としては、内科、外科、小児科、整形外科、泌尿器科、皮膚科となる。リハビリテーション医療は、多面的援助により、障がいを持つ患者を早期に住み慣れた地域に返し、安定した在宅生活を維持する機能を確立する」

「介護保険関連事業として、デイケア、訪問看護、訪問介護、配食サービスを行う」

この医療サービスを維持する院所機能については、自己分析をおこないながら、次のように書く。

「東大阪生協病院は、一〇〇床規模の病院としては非常に多様な医療内容と高い看護基準（1：2A加算）を持つ急性期一般病院である。長期療養機能はない」

健康に生きることは、人としての基本的人権だと位置づけ、患者を取り巻く生活環境・生活労働条件にも目を配り、健康に生きることを阻む要因を明らかにし、組合員や患者とともに改善に努力する方向を示していると言える。

構想の最後には「医療要点の細目」がびっしりと書かれているが、そこには「すべての医療分野を貫く原則」として「医療の質の向上を目指す」立場がはっきりと読み取れる。考え方がよくわかるが、紙幅の都合で割愛しよう。

大井が目指す具体的な医療がどのようなものであるかが分かったが、もう一つ、面白いエピソードを紹介しよう。

それは、医局では毎日、朝八時四〇分の朝礼に東大阪生協病院の「理念」を唱和しているということだ。これは、二〇〇五年二月三日から続くという。

当日の申し送りを確認し合った後、担当事務の先導で、全員が声をそろえるのだそうだ。

「1、『いのちの平等』を貫く人権尊重の医療　2、患者・組合員が主人公の医療　3、安心・信頼・満足を提供する医療　4、地域と生活の場にねざす医療」

すると、「さあ、きょうも一日が始まるのだ。そんな気分になる」のだそうだ。

では、この医療構造の転換を現場はどう受け止めたのか？　大井の構想を受け止め、今日まで引き継ぎ発展させた人は、どのような新たな試みに挑戦していったのか？

神経内科とリハビリテーション専門医・橘田亜由美《きったあゆみ》・現東大阪生協病院院長（五一歳）に、振り返ってもらった。

「改革は、回復期リハビリテーション病棟がオープンした二〇〇二年にスタートしたのです。

始まったばかりの頃は、『小さな病院の大きな挑戦』と言われました。だって、当時は回復期リハビリテーション病棟があるのは東大阪では、うちしかなかったのですから。しかも入院患者のベッドの半分をリハビリの患者さん用に充《あ》てているのですよ。当時は急性期用が普通でしたから、はなから『常識外れ』なんです」

「ベッドが埋まるだけ回復期の患者さんが、どうしたら集まるか、そこから始まりましたよ。医療構造の転換は、当たればいいけれど、外れになると病院がつぶれる可能性があるということだから、みんなが心を一つにしないとね。真剣な取り組みでしたよ」

「加えて、厚労省のリハビリ病棟の基準は大変ハードルが高い。現実離れしていましたから、医師や看護師が『理解できない』と嘆いたほどにね。病床数は四八床ですから、発症後三ヵ月以内の人を四八人集めて、リハビリをして半年以内に家に帰せ、という基準。患者さんのことを考えれば、そんなことできないですよ。それに、この基準でやれば病棟がガラガラに空いてしまいます。一つずつ、実践的な解決が必要でした」

橋田は一九九九年、中伊豆のリハビリテーション専門病院から、東大阪生協病院に入職した。そのころ大井は副院長で、大井が橋田を大阪に呼び寄せたのである。

神経内科とリハビリテーションの専門研修をしていた中伊豆の病院は、門から玄関まで九〇〇メートルもあり、ヘリポートも完備されていた。患者の歩行訓練や緊急時の対応だろう。さらに、並木道、池や竹林と、患者だけでなく、見舞に来た家族が飽きることなく散策が出来て、玄関からは美しい富士の山が眺められた。医局には、付随してキッチンと和室が整えられて、温泉がひかれていたという。

「伊豆でのんびりゆったりしていた私は、東大阪生協病院に足を踏み入れるや『ショック状態』！　物と人が溢れていて伊豆とは大違い。しかも組合員さんは希望とエネルギーに満ち溢れています。『活気ある乱雑さ』との初めての出合いでした。しかし、なんといっても大井副院長が私を必要として呼んでくれたのです。私の専門としているリハビリテーション医療をこの病院で充実させることが使命であろうと気を引き締め、病棟に足を運んでまたびっくり。狭苦しい内科混合病棟に、障がいを持ったリハビリの患者さんがひしめいていました」

狭い病棟内で、リハビリ治療を受ける入院患者もあい交じり、満床が続く日々の様子をさながら「野戦病院の様相」という人もいた。

「前任地の病院では、まず『離床』。これがリハビリのスタートと教えられました。それを自分の治療のなかにたたき込んでいる。けれど患者さんがひしめく狭い四床室では、患者さんはせいぜいベッドの上で座っていることしかできません。ベッドサイドに車いすを置いてベッドから離れて車いすで過ごす時間を作ってほしいのに、そんなスペースがまったくないのですもの。やはり改革は、どうしても必要でした」

リハビリの専門病棟はどうあるべきなのか——。ほとんどの人が、知らないところからのスタートだった。

まず、看護師から、変わっていった。

「私が、『朝になれば患者さんにも起きてきてもらって病棟で挨拶をします。体操や起立訓練も廊下に並んでもらってやりますよ』と言っても、『急性期』しか知らない看護師は、『そんなことできるわけない』と言うわけです。それまでの経験から患者さんに無理を強いることになると思っているのです。しかし、障がいを持つ患者さんは、困難な麻痺《まひ》を抱えていても、それを治したくて必死の思いで入院してきているわけ。だから、患者さんは退院のあいさつでリハビリの礼を言う。どんなに重症な障がいをもっておられても『何があっても生きていく』と患者が言う。それを聞いて、『ああ、そうか』と看護師たちは学んだのです。そして病棟をよくするにはどうすればいいかを勉強しだしました」

「いま思い出しても、みんなで笑う話なのですがね。先ほど話しましたようにベッドから離れて車いすで過ごす時間を長くしてほしいと思い、カルテの看護師への指示欄に、『患者さんには、明日からなるべくW／Cに坐っていただき、離床させてください』と書きました」

「W／C」とは、Wheelchair：車椅子の「略記載」。リハビリ分野の世界では、知らない人がいないくらいの「通常使用記載」だという。

「ところが、翌日私の目に飛び込んだのは、その患者が、ベッドの横に置かれたポータブルトイレに、日長座らされている姿でした。『看護師さ～ん。なんで患者さんがポータブルトイレに座っているん?』とビックリして私は、叫ぶじゃありませんか。すると、なんて言ったと思います? 『だって先生、日中はWCに座ってもらえってカルテに書いてありましたでしょ』という返事。愕然《がくぜん》としましたよ。W／Cが、トイレと読まれるなんてね。いまは笑い話ですが、その時はビックリでした」

もちろん、そんな笑い話が生まれるほどの「模索期」ではあったが、二〇〇二年にオープンした新しいリハビリ病棟は、手術室とCT室を移設することでスペースが確保され、リハビリテーション病棟として大きく改善されていた。

「リハビリテーションマインドと言いますか、役割を考える力は、いま話したように看護師たちが現実の患者と向き合って身につけていきました。けれども、一番大きく変わったのは、介護福祉士と一緒に病棟で働くということでした。この経験は、当時の看護師さんたちにはなかったことですからね。当然、かつての『看護詰所』の呼称もナース・ステーションではなく、スタッフ・ステーションになったわけです。さらにその後は、ヘルパーさんも入ることになる。これは、看護師にとっては大変なことですよ。慣れるまでは、ストレスも大きかったと思います。看護師は医師の使い走りではありません。専門性の発揮が、医師と同様にお互いに求められているのですからね。プライドがあります」

急性期医療対応しか学んでこなかった看護師が、初めて出合う「リハビリテーション医療」に戸惑いつつも模索しながら、必要な役割を確保していく姿が目に浮かぶ。

東大阪生協病院は、このリハビリの取り組みを院内や組合員の間だけに止めなかった。地域全体での発展を考えていた。その初めての試みが、「新しい人生の扉を開くリハビリ病棟」などの内覧会だ。近隣の病院にこの申し入れ活動をおこなったのである。

「急性期医療に携わる医師たちが、たくさん現場を見に来られました。そして理解が深まり、ニーズの受け皿として定着しました。市民病院に入院していた神経内科の患者さんが紹介状を持ってうちに送られてくるといったこともあるようになりました。いまでは、この地域にも、回復期リハビリテーション病棟を持つ病院が五ヵ所に増えています。今や回復期リハビリテーション病棟を選択する時代から競合する時代に入ったと言えます」

今後の問題として、考えていることを聞いた。

「リハビリ用語に『参加レベル』という言葉があります。社会参加ができるレベルのことです。例えば、三〇～四〇歳代の脳卒中のリハビリの患者さんは、まだ十分に働ける年代です。ですから、高齢者の方と同じプログラムで一緒に歌を歌っていれば良いということにはなりませんね。先進的な病院では、『復職チーム』をつくったり、『高次機能障害』をもつ患者の就職を研究したりしています。こういった問題にも目を向けなければなりません」

「神経難病の領域や終末期医療の課題もあります。地域のネットワークの中軸となるということは、社会的健康要因に大きく目を向けるということです」

「それらを捉える時代背景には、『高齢化社会』があります。これをどう見るかで取り組み方も目指す方向も変わってきます。私たちは、この社会を高齢者が主役になる時代と考えています。彼らは、ひとかたまりのマイナーではありません。高齢者が夢をもって生きられるように、病院は具体的に役立ちたいですね」

多くの障がいを持った人が、住み慣れた我が家や生活に帰ることができる、質の高い支援をしたいと、橋田は言った。

橋田は社会活動をしている両親のもとで育ち、小学校のころから市議会議員をしていた母を訪ねてやってくる相談者の虐《しいた》げられている姿を見ている。

高校生の頃には、患者の気持ちが理解できる医師になりたいと思うまでになり、秋田大学医学部に入学した。

生き方が明確な両親のもとで、価値観のしっかりした伸びやかな性格が身につけられたのであろう。自然をこよなく愛し、歌が好きな、小さなことに動じない肝っ玉先生だ。

もう一人、新しい角度から地域に根ざした医療に取り組む若手の医師、はなぞの生協診療所・石井大介所長（三七歳）を紹介しておこう。

「家庭医療」という新しい領域を開く医師だ。年齢・性別・疾病を問わず、あらゆる健康相談に乗る。家族という枠組みを対象にする。そこが新しい。

医師になって三年目の秋、地域の中で「家庭医療」を実践していた先輩医師から誘いがあり、石井は岡山県の奈義《なぎ》ファミリークリニックを訪ねた。

そこで見たものは、まず、おじいさん・おばあさんが診察室に入ってくる、子どもが予防接種を受けに来る、農家のおやじさんの診察もすれば、倒れてきた木で頭を割ったという患者の処置もする、犬に咬まれた、蛇に咬まれたという患者もとびこんでくる、かつて経験したことのない新鮮な光景であった。「僕がやりたかったのはこれだ」と直感した。「主治医として、患者と家族のことを一番よく知っていて、いつまでも伴走する」そういう家庭医を志すことを決意した貴重な体験であった。

石井は家庭医療の専門医として二期生である。家庭医療はまだまだ新しい領域なのだ。

全国の家庭医と一緒に、はなぞの生協診療所を拠点として、研究会もおこなっている。地域を「面で見る」学問という点で、石井は課題が多いという。

「僕は、診療所に来る人は地域の健康問題を代表して来ていると考えています。流行している病気という意味だけでなく、喫煙やアルコールによる健康問題、認知症やうつ病、貧困なども。つまり、同じ問題を抱えた人が他にもたくさんいるはずで、患者さんを通して地域の問題を診断するといった視点です。

認知症を例に挙げますと、これだけメディアでも取り上げている認知症を診ることのできる医師がきわめて少ないことが、地域としての課題です。認知症になった人はどこに相談すればよいのか？　脳外科か精神科か？　はっきりしないでしょう。家庭医が接する問題は、その時代の焦点となっている問題の最前線なのです。

それに、街には人があふれていてお年寄りも子どももいっぱいいるのに、接点がありません。診療中の患者さんとの会話の中でも、近所どうしの付き合いや家族のつながりがますます希薄になってきているのを感じます。地域で社会的なつながりがあり、自分の居場所があるというのが、人間らしい営みの原点ではないでしょうか。孤独感は心身ともに蝕《むしば》んでいきます。本当の意味で健康であるために、ソーシャルキャピタルを意識的に作るなかで、医療者として住民の健康づくりに貢献する。そのことを、僕は考えたい」

石井はそういう考えのもとに、禁煙外来を立ち上げて治療にあたっていることは前（一一五～一一六ページ）に紹介したとおりだ。

医療生協かわち野の取り組みを数々とりあげてきた。その取材を終えて明瞭に浮かび上がってきたものがある。患者とともに地域に根ざすという姿勢だ。それがキーワードになっていると感じた。

そこで、このように特徴的な医療を実現してきた医療生協かわち野が、第三者からはどのように評価されているのか？　それをこの章の最後に見ておこう。

医療経営構造の大規模な改善が実施された後、東大阪生協病院では、その医療について、自己満足に陥らず医療の質を一層向上させるために、第三者に評価をゆだねることにした。二〇〇五年のことである。日本医療機能評価機構に「病院機能評価」の「受審」を求めることにした。

こうした「受審」を求める医療機関は、自らの医療を客観化し能力向上を図る試みとして、国内では広がりつつある。

ただ、あまりの膨大な審査項目と準備に要する労力が大きいため、初めから敬遠する医療機関や一、二回で「経験済」とするところもある。

評価には、もちろん「不合格」の審査結果もある。

しかし、東大阪生協病院では二〇〇五年以来、定期的な「受審」を決めている。

医療内容の客観的評価をおろそかにせず、レベルアップを目指す指標を求めるためだ。「受審」にあたっては、何のためにこれをおこなうかに始まる院内学習会を重ね、認定病院の見学も実施した。そのうえ四一七項目にも及ぶ評価項目に、取り組みの内容と到達点、それを実証する資料をまとめ上げた書面を作成して準備する。

準備だけで一年を要した。

○五年の正月休暇の最終日となった一月四日、病院長の大井と当時事務長の尼谷は院長室に立てこもり、「病院機能評価」の最初の評価項目である東大阪生協病院の「理念と基本方針」について何時間も議論したという。

では、「受審」結果はどうか。

○五年七月二五日に報告された分厚い「病院機能評価審査結果報告書」に目を通す。評価を正確に理解するためだ。

大きな柱立ては、六項目。①病院組織の運営と地域における役割、②患者の権利と安全の確保、③療養環境と患者サービス、④医療の質の確保、⑤看護の適切な提供、⑥病院運営管理の合理性。すべての項目に「五段階評価」がつく。全体にわたり、五段階評価の下から二つ目ランクが一つでもあれば不合格とされる。

記述の内容はたいへん具体的である。ただ、「準備に一年を要す」ほど膨大なものであるから、紙幅の関係で大まかな部分でさえ紹介できないのが残念だ。

しかし、一つだけ引用しておこう。

練りに練った「病院の理念と基本方針」と「患者の権利の尊重と患者―医療者のパートナーシップ」の項目の評価結果を一部記載する。

「病院の理念と基本方針は、医療生協の『患者の権利章典』を根幹としており、患者とともにあるべき医療の姿を示しており適切である。一方、院内外への周知については、今後さらなる工夫と努力を期待したい。地域における病院の役割が明確にされており、また病院の将来計画は医療生協の大枠の中で明確になっており、いずれも適切である」

「患者の権利の尊重については、理念・基本方針や医療・福祉宣言などで人権尊重の医療を提供することを明確にし、患者の権利章典も明文化されており、適切である」

「患者―医療者のパートナーシップを強化する方策については、十分な活動が確認された」

この評価判定結果については、「全体好評。七〇点くらいの合格点」と自己評価しているが、二〇〇六年二月二〇日に合格の認定を取得した。

この認定評価を踏まえて、大井は当時を振り返る。

「私たちの『理念と基本方針』は、制定して今日まで古びた感じがまったくない。それどころか医療・介護を取り巻く環境が年々厳しくなるほど、私たち職員が、組合員・患者さんとの協同で守り育てていくべき医療の姿を指示しているように思うのです。日々の取り組みで不十分なところはあったとしても、それを正す規範としての『理念と基本方針』があることで、私たちは力づけられていると思います」

（8）超高齢社会はどのようにして輝くか

人間誰でも最後は死ぬという現実を、実際に自分の問題として考え始めるのは、何歳ごろからだろう。

「人生五〇年」と言われた平均寿命が延び、戦前からの家父長制度も薄れて家族意識が変わり、経済状況の変化と相俟《あいま》って人びとの価値観が様変わりした。日本人が積み上げた老後の意識も大きな変化を遂げて、親の世代とはまったく違う。若者たちに至ってはなおさらだ。

急激な都市化や経済基盤の変化に伴う住宅環境の激変で核家族化が急速に進み、家族や隣人の死を間近に感じることも少なくなった。地域社会の共同体的な繋《つな》がりが薄れ、人間の生死ですら正面から見つめる機会は少なくなっている。

人間らしい「いのちの、ありのまま」に触れる機会の少なさから、いのちを見通す洞察力のスケールが小さくなった。それが、自分の値打ちを測る物差しでさえ貧弱にならざるを得ない状況にしている。

そのような変化のなかにあっても、人は老いや衰えを四〇歳代から自覚し始める。とは言え、人生の終幕は、まだ先のこと。そう思っている人が大半だろう。

しかも、現憲法の下では、基本的人権の尊重がうたわれ、〝この世に生きることができてよかった〟という実感に満たされて終わりの時を迎える権利が誰にでもあるはずだ。ところが今日、高齢に達した圧倒的な人たちが、自分の「最後の日」につながる介護や看取《みと》りについて、大きな不安を持っている。

願わくば、家族に囲まれて自分の家で死にたいとの思いは、心の底にひそかにある。けれども、家族の介護にかかわる生活上の負担や費用を考えると、そんなぜいたくは望めない。迷惑はかけられないと考えている。切ないが、それが理性だと思っている人は多い。

つまりは、不安要因の大きな課題である「寝たきり」への不安だ。その現実的な解決と見通しがもてないために、「死」よりも不安なものとして大きく立ちはだかっている。

それに応えているのが、医療生協かわち野だ。人生の最期《さいご》まで切れ目のない包括ケアを目指す医療生協かわち野は、「最期は住みなれたまちで」の思いを重視した。それをまちづくりに生かしたいとしている。

まず、医療生協かわち野が取り組んでいる「三つの柱」の事業分野で紹介が残っている一つ、「在宅医療」の実際を見ることにしよう。

医療生協八尾クリニックを例にとろう。

「医療生協八尾クリニック」は、厚生労働省の認定した「強化型在宅療養支援診療所」で、強化型とは、関連病院との連携により、患者の在宅療養を支援することを意味する。

医療生協八尾クリニック所長・大井通正医師によると、

「在宅医療は、医療が必要とされる場に出向いて行う医療であり、通院困難な患者宅への医師の往診、訪問看護、訪問リハビリテーションによって成り立っている」

「在宅ケアは、介護ヘルパーによる訪問介護、通所介護、通所リハビリテーション、入浴サービスなどによって成り立つ」

「介護保険では、これらの専門職によるサービスを個々の患者ごとのケアプランにまとめて提供する。ケアマネジャーがケアプランを作成し、個々の専門職が、ケアプランに沿ってサービスを提供するしくみになっている」

「患者および家族に適切な医療と介護サービスが提供できて初めて、安定した在宅医療が可能になる。すなわち『在宅療養支援＝適切な在宅医療＋適切な在宅ケア』という図式が成り立つ」

「在宅療養支援診療所に求められるものは単に往診をする診療所ではない。ケアプランに沿って個々の在宅患者にふさわしい医療サービスが提供できるにとどまらず、患者と家族に必要なケアサービスが提供できているかにも責任を持つことが求められる」

「すなわち在宅療養支援診療所には、ケアマネジャーとともにサービス担当者会議を企画、参加し、患者の在宅療養支援チームの核としてリーダーシップを発揮することが求められている」（前掲『患者と家族に寄りそう在宅医療日記』）

そこで、患者さん・ご家族の了解もいただき、訪問診療に同行させてもらった。

午前中の診療が終わるころを見計《みはか》らって、医療生協八尾クリニック職員の運転手・中村幸次《こうじ》（五七歳）は車を整備し、「往診」の準備を始める。

中村は、当初、デイケアやショートステイの利用者の送迎に携っていたが、今は、外来患者・健診利用者の無料送迎サービスと訪問診療の専任運転手となっている。

中村は温和な表情を絶やさず、多弁ではないが患者への気遣いや道路事情など、この人の手配の見事さは、有名だ。年間六〇〇〇件の送迎実施でクリニックの医療活動全般に貢献している。この事実も忘れてはならない。

彼の仕事に対する信頼を大井は隠さない。
「往診圏は、八尾市と柏原市の一部を含む南北八キロ・東西七キロに及びます。順路は地理的なまとまりだけで決めていません。介護者の就労状況やデイケアを利用している患者さんの場合は帰宅後の往診希望ですから、それらを全面的に考慮して順路を決めてもらう。しかも、新規の患者宅は、事前にちゃんと下見ができているんです。中村さんは、こんな見事な水先案内人です」

この日同行する看護師は、田畑明子《たばためいこ》（四五歳）。三人の子育て真っ最中で、元気あふれる明るい人だ。

一日に往診する患者数は一六人。

三時前に出発して全部終えると、診療所に帰り着くのは夜八時過ぎになる。大井が担当するのは、月、木、金だという。

筆者はそのうち前半の七人だけに同行させてもらった。この日の往診の半分弱を見学させてもらっただけなのに、緊張と、気疲れと、現実の壮絶さに圧倒され、ものも言えず、車から降りて足がガクガクして真っ直ぐに歩けなかった。なんという、強行軍であることか。

初めの往診は患者J子さん（六〇歳）。

夫は自営業だったが、今は主に妻の介護にあたっている。妻は一年半寝たきりで、人工呼吸器、胃ろうからの栄養補給、身辺処理はすべて介護を要している。医療生協八尾クリニックからの往診以外に、訪問看護、訪問リハなど、一〇人以上のチームが支える。「チームJさん」だ。

二四時間「吸引」が必要で、高齢だがまだまだ元気な姑《しゅうとめ》が、眠れない夫（姑にとっては息子）の体力消耗《しょうもう》を見るに忍びないと、深夜の「吸引」を交代でやることになったという。

部屋には写真がたくさん貼られていた。なかでも大きく引き伸ばした一枚が目を引いた。桜の季節に、身動きできないJ子さんを工夫して運び、介護するグループの医師、看護師らと一緒に公園に出かけた時の写真。満開の桜の下での笑顔が印象的だ。もう一枚は、年末の写真。大井医師がオカリナ、橘田医師は声楽、ビオラはボランティア参加のプロによるコンサートをJ子さんのベッド脇で実現したものである。

J子さんとご家族を囲む「チームJさん」の写真がJ子さんと家族を励ます。介護者の夫と姑は底抜けに明るい。わたしたちとも軽口をたたきあう。訪問看護師が「ただいま」と言って入ってくる、「みんなが集まるたまり場」、そんな雰囲気なのだ。最重度の難病患者と終日介護にあたる家族の介護現場にもこんな情景があることを想像してほしい。チーム医療の成果なのだろう。

寝たきりのK男さんは九〇歳になる。介護する妻は八八歳。元気であるべき妻の、認知症が最近急に進みだし、リュウマチで足が悪いともいう。「老・老介護」の典型だ。さらに、「認・認介護」（認知症の家族を認知症の高齢者が介護する状況）の要素も加わる。

玄関から患者の布団がすぐ見渡せる、二間続きの居宅である。医師はにこやかに上り込んでいく。

老妻は医師にすがりつくように、とつとつと、訴えた。

「お父さんは、この頃、だんだん、もの言わへん。寝てばっかりや。娘は毎日来る。ケアさんは朝九時と、昼から三時に来る。新聞やめたのに、また入っている。お父さん、口開いて寝る。頭痛い。アズノール（軟膏薬《なんこうやく》）ほしい」

医師は一通り患者の診察を終えて、そのあとは、介護の妻の背中に手を当て、ずっとなでていた。

介護をしているはずの妻は、気持ちよさそうに表情を和らげる。そしてもう一度同じことを、繰り返し言った。

看護師は、まず部屋をかたづけた。次はK男さんの寝床を整える。枕を直して、血圧を測り、ガーゼで口の周りを清拭《せいしき》している。必要な書類を取り出すと、素早く記入している。

二人は、全然別のことをやりながら、お互いが必要なことをこなしている様子がよくわかる。

大井が老妻に「また来るからね。元気にしててな」と言った。

老妻は「もうちょっと、いててほしわ」と泣きそうな声だ。

K男さんの家を出て車まで歩きながら、看護師の田畑が教えてくれた。

「K男さんは、この二年近くは、メロンパンと牛乳だけで生きているのよ」

それ以外は何も口にしないという。筆者は、そんな食生活があり得るとは想像を超えると言おうとするが、うまく表現できず「そんな馬鹿な！」と言ってしまった。

すると、大井は言う。

「認知症の患者さんには、わりにいるのですよ。食べ物に対する『こだわり』ですね。娘さんは七〇歳近いですが、毎日きちんと来ておられます。みんな精一杯生きておられるのですから」

在宅療養支援チームがなければ家族だけでは到底、在宅生活は不可能なケースであろう。

次の目的地に向かう車の中で大井はいった。

「在宅の患者さんは、通院が困難という事情から見ても、すべての人が病状だけでなくなんらかの障がいを持っていると言ってよい。だからこそ、在宅医療の大きな目的のひとつに、患者さんの障がいに対する援助が挙げられるのです」

「そのために私たちは、患者さんの障がいを正確に知り、評価してリハビリテーションプログラムを作成しなければなりません。そのプログラムに沿って、各職種の人たちがそれぞれに必要な援助をおこなっています。この援助ですが、リハビリテーションは機能障がいの改善だけを目標にしているわけではありません。全体として、患者さんの自宅での『生活の質』の向上を目標にすることが大事なのです。ここでいうリハビリテーションとは、『生活の質』の向上につながる『援助の総体』を意味します」

「援助の総体」――一つひとつを切り離さず、人の生活全体を援助する。一様ではない人の生活の具体に寄り添うことだ。しかも、質の向上を目指す。「そういうことか」と納得した。

「患者さんのこの障がいに対する援助、リハビリテーションの視点のない在宅医療は、リスク管理にとどまることが多いのです」

田畑明子は、ここで自分の意見を述べる。

「大井先生のこの思いの熱さ、そして医療現場での具体的な提案から私たちはいつも学んでいます。だからわたしはその場面で役立つように、患者さんに寄り添うことを一生懸命考えています。必死です。それが大変勉強になるのです」

「私はここに来るまでに大阪市内の総合病院で六年間、働いていました。その時は、最先端の高度な医療というものは、お金がかかってあたりまえだと思っていました。その医療集団のなかで働くことが誇りのように思っていたのですねえ。お金がかかってあたりまえの医療を、いったい誰が受けるのかですね。困窮《こんきゅう》した患者さんこそ、助けなければならないと気づいたのは、ここに来てからです」

次の目的地に到着するまでの道のりが少し遠くてよかったと、話し合う時間を取ってくれた運転手さんに感謝した。そんなところまで中村は気を向けるのだ。

リハビリテーションにより、患者の自立度を高め、「生活の質の向上」を目指す働きかけと医療、さらに「生きる意欲」を支えるという、在宅医療の目指す方向を知った。


細い曲がりくねった道を車は縫《ぬ》うように走り抜けて、車は築後一〇〇年以上は経過していると思われる旧家の手前で止まった。

患者のA代さん（八六歳）は、この家で生まれ育っている。元応接間として使用された広い部屋にベッドが持ち込まれ、天井には大きなシャンデリアが備え付けられたまま、介護に必要な物品が雑然とベッドの周りを取り巻いていた。娘（六二歳）が看病していた。

母娘の遠慮のなさで、口いっぱい、言いたい放題の患者と介護者だ。寝たきりの母は娘に大声で怒鳴り、娘はいい加減にしろと決して引かない。些細《ささい》なことで壮大な喧嘩が瞬時に繰り広げられる。

自分の家という安心感からか、長い闘病生活でお互いの疲弊《ひへい》が隠せない状況なのか、医師の訪問中でも、我慢がなかった。

大井はやさしく言う。

「それだけエネルギーがあれば、結構なことです。大きな声が出せますね。しっかり食事をしてますか？　ああ、マグロがお好き？　いいですね、好きなものがあって。食べるときどんな姿で、食べてますか？　ベッドを起こすの？　クッションをあてがってね、なるほど。きょうは、寝たきり卒業の第一歩の練習をしましょう。大好きなマグロが、もっとおいしく食べられますよ」

看護師の田畑は介護者に持ってきてもらった椅子《いす》をベッドの横へ並行に置いて、電動ベッドの上半分が起こされた患者を座位のまま、ベッドから椅子に移動させる。椅子に移動したものの、A代さんの体は不安定で、左右に揺れ倒れそうになった。

「おやつを椅子に座ったまま食べてみよう」ということで薄切りのリンゴが用意された。A代さんにとっては、大変な課題だったらしく真剣に向き合う姿が印象的だった。この間は、喧嘩がない。

喧嘩をしながらも、さすがは娘で介護は痒《かゆ》い所に手が届く。そのためA代さんは、ベッドの上で食事を済ませ、リモコン操作でテレビも見るなど、すべてがベッド周りでできてしまうようになっていた。それは、逆に言えば便利すぎて、生活空間が「ベッド上に限定」されることになる。廃用症候群（過度に安静にしたり、長期間特定の器官を動かさないでいることによって生じる障がいのこと）の心配があったのだ。

「これからは、ご飯はベッドの上で食べないで、椅子に座りましょう。初めは大変でも、少しずつ練習しましょうね」

看護師の田畑が、母娘に「生きる意欲を支える」リハビリテーションの目的をきめ細かく指導している。

医療生協八尾クリニックの在宅療養患者宅で、主に介護者となっているのは誰かというデータがある。

それによると、妻三〇人、娘二〇人、夫一三人、息子七人、母五人、父・嫁・兄弟各二人であるが、なかでも注目されるのが、家族介護者なしが一五人もいる。

「主介護者」は妻が最も多く、一般的な予想では嫁がもっと多かろうと思われたが、そうではなかった。さらに家族介護者なしが一五人もいたので聞いてみた。

「家族介護者なし、独居あるいは昼間独居の患者であっても、適切な在宅療養支援(在宅医療プラス在宅ケア)があれば、在宅療養が可能です」という話を聞いて、うれしくなった。世の中、変化しているという実感である。

「なかには人工呼吸器装着、寝たきり、全介助の神経難病の患者さんでも、昼間の切れ目のない介護体制を作ることで、家族が就労できているケースもある」という大井の話を心強く聞いた。たとえ自分の住まい近辺でなくても、そういう専門家集団が大阪に存在すること自体が有り難い。安心感を覚えた(筆者は大阪市住之江区に住んでいる)。

今後、社会は超高齢社会に向かうのだが、在宅医療を希望する患者と家族は間違いなく増加するだろう。

大井は言う。

「問題はそう簡単ではないのです。在宅医療にかかわる医療費と介護サービス利用料など、患者負担の問題です」

二四時間三六五日のサービス提供、月二回の定期往診と必要時の臨時往診を組み合わせた「在宅総合診療料」で診療報酬を請求する場合、患者の自己負担は、「一割負担」の患者で月に八〇〇〇円前後、「三割負担」では一万七〇〇〇円前後になるという。

末期がん患者が「在宅看取り」を選択し、連日往診をお願いすると、さらに負担が増えることは容易に想像がつく。

年金生活の高齢者世帯では、この負担額は相当なものだ。

医療生協八尾クリニックでは様々な医療費減免制度を利用して、患者負担を少なくすることを考えている。

例えばということで、身体障害者手帳一～二級の申請、特定疾患申請をして特別障害者手当など、患者の疾患と障がいの状況に合わせて利用可能な医療費減免制度を極力活用する方法である。

問題は低所得者の場合だ。

低所得者の介護保険サービスには、利用料負担限度額の設定はあるが、利用料減免制度がない。利用するサービスの量が多いほど（つまり、重度の障がいを持つ人ほど）、利用料金負担が増える。

「単なる老衰患者では医療費減免制度利用は困難で、月づきの医療費プラス介護サービス利用料を支払える家庭は限られます。しかも、就床期間が長引くほど負担額は大きくなります。在宅医療を希望しても費用面でかなえられないことがあるのです」

「施設入所を選択しても、一〇万円以上の自己負担が通例ですね。今後、生活保護基準には達しないが、費用負担の点で、在宅医療も、施設入所も選択できない障がいを持つ高齢者が増加するのではないでしょうか。『いのちの平等』を貫くためには、制度の谷間に陥る高齢者をなくす制度改革がどうしても必要です」

経済格差の増大によって、保険料や医療費を払えない人が高齢者を中心に増えている。そのための対策として、医療生協かわち野では、「無料低額診療事業実施施設」の認定も取得している。

医療生協八尾クリニックの場合は、現在、在宅患者の七〇％が、医療費減免制度を利用しているという。

「在宅患者は、病気、重い障がいという悩みに加えて、将来への不安、家族関係の悩み、経済的な不安などさまざまな『苦』を背負っています。病気以外にさまざまな問題をかかえる在宅患者の療養支援の成否は、チーム医療ができているかどうかにかかっています。多職種が連携して患者を支援するチーム医療、それは医療生協のめざす医療のあり方そのものです」

在宅医療に三〇年取り組んできた医師・大井の言葉である。

さて、角度を変えよう。

と言うのも、ここまでその「医療生協」を見てきたわけだが、改めて不思議な組織だと思うからだ。

患者団体でもなく、医療従事者の組織でもない。健康を促進したり、病気を早期に発見したり、治療したり、リハビリをおこなったりするセンターの役割と活動は相当掘り下げたが、まだすべてが見えたとまではいかない。もっと興味深い色々な顔をもっているように見える。

その一つが、日常的な地域のネットワーク作りである。このネットワークはどのように繰り広げられているのだろうか？　「主役は組合員」であったから、医療生協の成り立ちの基本となる支部拠点の活動がどうしても知りたくなったのだ。

健康チェックなどの自主的な健康づくり活動と、「まちなみチェック」「夢マップづくり」をはじめ、地域で、住民が健康に暮らすための活動に取り組む主人公に会いに行こうと思った。というわけで、八尾圏で元気な活動を続けているといわれる「高美《たかみ》支部」を訪ねることにした。

「地域まるごと健康づくり」の真髄《しんずい》をかぎ取ることができるだろうか。

八尾市には、医療生協かわち野の支部が一五ある。

その八尾市の中央部で、九つの町をまとめているのが医療生協かわち野「高美支部」だ。組合員が一二〇〇人いて、二三の班が活動している。支部長は冨部《とんべ》静美《しずみ》（六八歳）。

やはり元気がいい。「やあ、いらっしゃい！　よう、きてくれました」と、大歓迎を受けた。皆さんの活躍ぶりと、元気を取材させてくださいというと、「困っている人をほうっておけない『結《ゆい》』の心で、健康で安心して暮らせるまちづくりをめざしてます。毎日の活動は、機関紙『けんこう』を届けてつながって、その多彩さは『大丸百貨店』にも負けないよ！」と弾むような答えが返ってきた。

この取材に同行してくれた、医療生協かわち野の常務理事で、八尾圏を担当する冨田《とみた》智和《ともかず》は、住民の健康をどう作っていくかについて、基本になる考え方を述べる。

「八尾にある一五の支部の皆さんに、大事なこととしてお伝えしているのは、すべての支部に対して、どこどこの支部はこんなことをしなさいとか、これはいいことやからやりなさいとは言わないということです。自分たちで考えて、地域に根ざす、住民の健康をどのように作っていくかを一緒に考えて、楽しくやろうじゃないかと言っています。糸口はなんでもいいのです。ただ、組合員だけで固まったらアカンとだけ言うてます。地域まるごとで考え行動する。これが大事です」

二〇〇九年に開所した支部センターは、しっかりした昭和の建築の面影がある二階建ての民家が丸ごと充てられて、「高美支部」の大きな看板が掲げられている。センターの名前、つまり屋号は「はからめ」。

「はからめ」は何の名前からとられたのか。「明るく楽しいセンター」とか、そういう感覚ではない、文化的な思い入れが感じられるので、聞いてみた。

「植物です。珍しい植物で葉に子どもができる、葉っぱの先から芽がいっぱい出てくるのです。元気がいいでしょう。それにちなんでね」という。

「は（葉）～、なるほど！」と、ここは礼儀上ヘタクソで恐縮だが、しゃれで返しておくしかないか。

「超元気といわれる、噂の皆さん」――支部運営委員八人の女性が集まってくれた。

六〇歳代から七〇歳代の個性豊かな女性の迫力には、さすがに圧倒される。確かに元気があふれて目が輝き、まちの「高齢者活力ここにあり」といわれるのが、わかる気がする。

活動の特徴を聞くと、「わかりました。今からお答えしましょう」と、いきなり支部長・冨部が立ち上がった、と思ったのも束の間。

「エンヤコラセー、ドッコイセ」と河内音頭を朗々《ろうろう》と、うたい出した。

みんなは手打ちする。

何が始まるのだろうと、あ然とした。

「高美支部河内音頭　語り節」である。

活動内容を全部歌詞にして「河内音頭仕立て」で、歌い込んである。

つーさん、きよちゃん、みっちゃん、みーちゃん、ゆりさん、じゅんちゃん、しーちゃん、ひでちゃんと、「超元気八人組」の名前も歌い込み、「男性グループ将棋もあるよ。近日立ち上げ麻雀班」と続いたかと思うと、「『けんこう』届けてつながって、明日も元気よろしくね。さあさあ、これが高美支部。アラ、ヨイトコサッサノヨイヤーサッサ～」

一〇分間の歌いあげ「ショー」は見事だった。

「つくづく、聞きほれました。わたしも教えてほしい」と感想を述べたら、「八尾においで！」と爆笑の渦が起きた。

支部長が元気というだけではない。見事に役割分担が行き届いていた。誰かの顔色を見て動くという、女性集団にありがちな雰囲気がまったく感じられない。

自分がここで答えるべきと判断した人が、瞬時に取り組みの内容を発言する。現役時代に社会的な体験をかさねた女性が多く、地域で自分の居場所を見つけて、その良さを発揮しているという雰囲気があった。

「高美支部」では、パッチワークや編み物、習字、民謡、一筆画といった室内カルチャーもやっている。「風のささやき・歩こう会」や「七夕・夏の夕べ」といった季節行事、「星を見つめてウオーキング」「道の花・サイクリング」も好評だ。

産直野菜の普及と「健康づくりお惣菜教室」は、参加者が多い。すべて、講師も組合員がおこなう。「腕ニ心得アリ」が生かせて、教える方も習う方も心豊かな地域文化の根づきがある。

何より、これだけよく笑う集まりにいるだけで、心模様がさわやかになるだろう。気前もいいのだ。大事な「手作り小物」をお土産にもらった。これらの作品は、秋に誰でも参加できる展示即売会をして、地域の住民にも好評らしい。

組合員がセンターで集うだけではない。

それぞれ得手を生かし、自分なりの活動を見出している。

医療生協の組合員として地域の独居老人宅へ定期的な訪問活動をし、買い物を手伝ったり、ボランティアで「電球の交換」などもする。なかには、「一日中家の中にいないで、もっと、物を言う生活になることを考えよう」などと、アドバイスをしている人がいた。

さらに、看護師を目指す受験生に「英語の特訓」を引き受けた人もいる。

班活動のなかで「ギャンブル依存症の夫で悩んでいる人がいる」と聞くと、その夫から逃れる「女性の『お助けハウス』の役割を『はからめ』がになう」ということもあったという。

人と接することを大切にする高美支部では、近ごろ話題となっている「傾聴」することに注目し、支部として講師を招いた「傾聴学習会」を実施。「心で聞く。心を込めて話す豊かさを身につけよう」と心がけている。

もちろん、「一年に一回は健診を受けよう」は、組合員のメインテーマである。

高美支部の活動は、医療生協の活動を狭く考えないで、生活に根ざして身の回りから、まずは「はつらつと楽しく生きる」ということを自分の手で、生み出している。その迫り方、活動は実に多彩だ。

「地域まるごと」というからには、そうした日常性は重要なポイントだと、改めて考えさせられた。

それらを班の力量に応じて、一週間に一度であったり、月に二度であったりと、集まりの回数も様々だ。やりたい活動や大型イベントは、班の枠組みを越えて参加できる。

医療と福祉の連携の中心問題は高齢者にある、とする立場からの出発である。医療と介護を必要としない元気な高齢者でいるための運動がたいへん大事という医療生協の主張を、高美支部の女性たちは、自分の生きた姿で示していた。

「行事のない日、誰が言ったわけでもないのに、『はからめ』に立ち寄ると、お互いの人生を語り合う場になったりします。より深くお互いを知り合い、信頼できる仲間としての絆を結びあっている生協人生です。いのちとしては明日終わる可能性もありますが、毎日を大事に、私たちは、精一杯《せいいっぱい》生きてます」と冨部支部長は述べた。

この世知辛《せちがら》い世の中で、殺伐《さつばつ》とした事件も連日報道される時代に、地域で「協同的人間関係」を作ることを冨部支部長は基本に据えている。

取材冒頭の活動紹介でも「競争社会のなかにあって、協同への転換」を呼びかけていた。人間関係が頼りない今だからこそ、支部の仲間づくりで「協同組合の社会的役割」を自覚して、協同の理念である「私利私欲から出発するのではなく、ある目的を人と共に協力して実現していくときに結ばれる人間関係」を願い、位置付けているのであろう。


「医療生協かわち野」前理事長・現楠根《くすね》診療所所長高橋泰行《やすゆき》は、高齢者を中心とするまちづくり構想について、次のように述べている。

「今後日本は、『超高齢社会』を世界に先駆けて迎えます。高齢者抜きには地域社会は成り立たない時代に入ります。『超高齢社会』とは、単に高齢化率が今まで経験したことがないほど高い社会というだけではありません。

今までの『高齢者観』を根本から変えることが求められるでしょう。『高齢者は弱者であり、支えがなければ生きられない』『高齢者一人を若者二人が支える時代がやってくる。まさに高齢者は若者のお荷物』、こうした高齢者へのマイナスイメージを根本的に変えるのが、ＷＨＯ

の『アクティブエイジング』です。

私は、医療生協かわち野の組合員とのふれあいのなかで、『元気な高齢者自身が、医療・介護の危機を救う』多くの機会を目の当たりにし、このことをつくづく実感してきました。外来で、八〇歳になってもなお現役で、家族や地域住民のいのちと暮らしをまもるボランティアをされている方を何人も診ています。

在宅でも、「老・老介護」が増えていくなか、元気な高齢者なしでは在宅医療が成り立たないのが実態となっています。

子育て分野でも、『孫育て』など、高齢者の援助が必要な家庭が増えてきているのです。さらに、「子どもの貧困」に対しても、高齢者による「子ども食堂」など支援がはじまっています。

『高齢者が若者を支える時代』――これが『超高齢社会』の側面ではないでしょうか。まさに、高齢者抜きには地域社会は成り立たない時代と言えます。

人を単に暦年齢《れきねんれい》で評価するのではなく、その人の社会的年齢（能力）で評価すべきではないでしょうか。

すべての人には、何らかの社会的能力（役割）があります。その役割を果たすためには高齢者であろうが、若者であろうが年齢を問わず援助が不可欠となります。それはとりもなおさずな社会なのです。『社会保障』です。社会保障とは、単に生物的に生きることを保障するものではなく、その人の社会的役割を保障するものでなければなりません。『超高齢社会』こそ、社会保障が不可欠な社会なのです。

〝老いても元気に、健康で社会的に生きる！〟これが、『超高齢社会』を生きていくキーワードではないでしょうか。

しかし、『超高齢社会』は『多死社会』でもあり、『人生の幕をどう閉じるか』が問われる社会となります。

私は、看取りの現場で様々な『閉じ方』を見てきました。そこで教えられたのは、看取りは『終末期医療、終わりの迎え方の医療』であるだけでなく、その方が大切にしてきた『こころの継承・再生医療』、世代から世代へ受け継ぐ生産的・創造的な場であるということです。

わたしたち医療生協かわち野は、次のような挑戦をおこなっていくことを宣言することで、輝かしい『超高齢社会』を『いのちの協同』により、つくり上げていく決意を今一度、新たにしたいと思います」

①　ドックを中心とした健診・健康づくりを組合員との協同ですすめ、市民のいのちをま

もり、はぐくむ砦《とりで》となる挑戦

②「健康をつくる。平和をつくる。いのち輝く社会をつくる。」この医療福祉生協の理念を実現する事業と運動をさらに展開していく挑戦

③「地域が産み育て看取るまち」「高齢者にやさしいまち」づくりを市民との連帯と協同ですすめていく挑戦

④「超高齢社会」で求められる「いのちの協同」をすすめる仲間づくりへの挑戦

医療生協かわち野・藤田《ふじた》昌明《まさあき》理事長（五七歳）は、「地域包括ケア」時代における将来展望について、こう述べている。

地域包括ケアシステムの構築が求められています。地域包括ケアシステムとは医療、介護、保健予防、住まいが身近な地域で包括的に確保、提供されるしくみです。医療のあり方も「病気と共存しながらＱＯＬ（生活の質）の維持・向上をめざす医療」「キュアからケア」への転換がいわれています。

地域包括ケアシステムは、「入院から在宅へ」「医療から介護へ」「川上から川下へ」さ

らには「介護からボランティアへ」、社会保障費削減、医療介護の再編成の錦の御旗としてすすめられようともしています。介護保険制度の持続性の名目で「介護保障なき介護保険」（介護保険料、利用料の値上げ、介護保険対象者の縮小、安価なサービス提供など）をすすめようともしています。こうした動きに対してはわれわれは「たたかいと対応」が必要です。

一方で、地域包括ケアシステムの提起している中味は、高齢者（だけでなく生活上の困難をかかえたすべての世代の人たち）が、可能な限り住み慣れた地域で生活できる仕組みをつくっていく（健康であることもふくめて）、そのステップになりうるということからプラスの面もあります。この点でわたしたち医療福祉生協の病院、診療所はいままでも地域の中で積極的な役割を果たしてきたと思います。

「地域包括ケア」時代は、医療福祉生協、民医連の病院、診療所、介護事業所の出番となる時代であり、いままで以上に「地域に出る　地域を知る」ことが必要になっています。

わたしたちは「医療生協かわち野らしい地域包括ケア」の提起をしていこうと考えています。生存権・健康権の理念の上にしっかりと根を下ろし（いわゆる自己責任論や自助・共助論との対峙）、たまり場などを活用しながら組合員との協同のとりくみを行い、医療生協に加入することでの安心感をあたえ、安心のネットワークをつくり、医療生協から「医療難民、介護難民」を出さないとりくみです。

　地域包括ケアに対応する病院・診療所づくりと運動を進めること、そのために医療と介護の連携を進め多職種のチーム連携を築くこと、また組合員と職員との協同をさらにすすめていくこと、この私たちの当面の課題を着実に実践していこうと考えています。

あとがきにかえて

世界中で今、様々な協同組合が作られ、日々活動を広げている。

そのなかでも、日本の医療福祉生協の活動は、とりわけ今日の社会情勢のなかで、資本主義社会の経済的弱者も巻き込んだ市民参加型の運動として発展している。患者・住民が医療従事者とともに医療に参加することを追求する運動を切り開き、医療サービスの内容を患者と医療従事者がともに充実させていこうとする、「住民参加型の協同の営み」という方向を確立した。それは、世界から注目されている。

しかも、市民・患者と、医療従事者のそれぞれの信頼と連帯で確立された運動の中で、全国的に非営利協同の組織として理念を明確にして地歩を固めている。

医療生協かわち野の活動の到達点は、その典型をなすものとして、位置付けられるだろう。

だとすると、その活動内容には、大阪の片隅で都会型の保健・医療・介護・医療活動を模索し、安定的な経営基盤を作り出したというローカルな話題にとどまらない意義があると、筆者は考える。

医療生協かわち野では、高齢化社会が進むなかで、人間らしく生きたいという願いや、いのちと健康にかかわって希望と展望を見出す方向を名もない庶民が模索し、実践を積み重ねてきている。彼らが体現した貴重さを、協同の理念とともに、時代を切り拓く力の一つとして、大阪から日本を輝かせる話題として知らせたい。

同時に、高齢化社会を共有する日本中の世代に、未来を展望する力として共有できれば、素晴らしいではないか。

競争社会の枠組みにいる世界中の人にも、日本の協同組合運動が創り上げたいのちを守る絆として、知ってもらえたらいいなぁと思う。

稲光宏子

二〇一六年九月

稲光宏子（いなみつ・ひろこ）
1944年、大阪府生まれ。
著書『タケ子』（2006年）
『タケ子　Ⅱ』（2010年）
『ノベライズ おとうと』（共著、2009年）
『京都太秦物語』（共著、2010年）
『被災者に寄りそう医療――震災最前線の絆』（2011年）
いずれも新日本出版社刊。

いのちの協同《きょうどう》――医療生協《いりょうせいきょう》かわち野《の》の挑戦《ちょうせん》

2016年10月5日　初　版

著　者　稲　光　宏　子
発行者　田　所　　稔

郵便番号　151-0051　東京都渋谷区千駄ヶ谷4-25-6
発行所　株式会社　新日本出版社
電話　03（3423）8402（営業）
03（3423）9323（編集）
info@shinnihon-net.co.jp
www.shinnihon-net.co.jp
振替番号　00130-0-13681

印刷・製本　光陽メディア

落丁・乱丁がありましたらおとりかえいたします。

ISBN978-4-406-06063-9 C0036　Printed in Japan